몸보기

몸보기

발행일 2020년 11월 17일

지은이 다길람
펴낸이 손형국
펴낸곳 (주)북랩
편집인 선일영
디자인 이현수, 한수희, 김민하, 김윤주, 허지혜
마케팅 김회란, 박진관, 장은별
편집 정두철, 윤성아, 최승헌, 이예지, 최예원
제작 박기성, 황동현, 구성우, 권태련
출판등록 2004. 12. 1(제2012-000051호)
주소 서울특별시 금천구 가산디지털 1로 168, 우림라이온스밸리 B동 B113~114호, C동 B101호
홈페이지 www.book.co.kr
전화번호 (02)2026-5777 팩스 (02)2026-5747

ISBN 979-11-6539-472-1 03510 (종이책) 979-11-6539-473-8 05510 (전자책)

이 도서의 국립중앙도서관 출판예정도서목록(CIP)은 서지정보유통지원시스템 홈페이지(http://seoji.nl.go.kr)와 국가자료공동목록시스템(http://www.nl.go.kr/kolisnet)에서 이용하실 수 있습니다.
(CIP제어번호: 2020047584)

아가에게서 깨달은 건강법

다길람 지음

몸보기

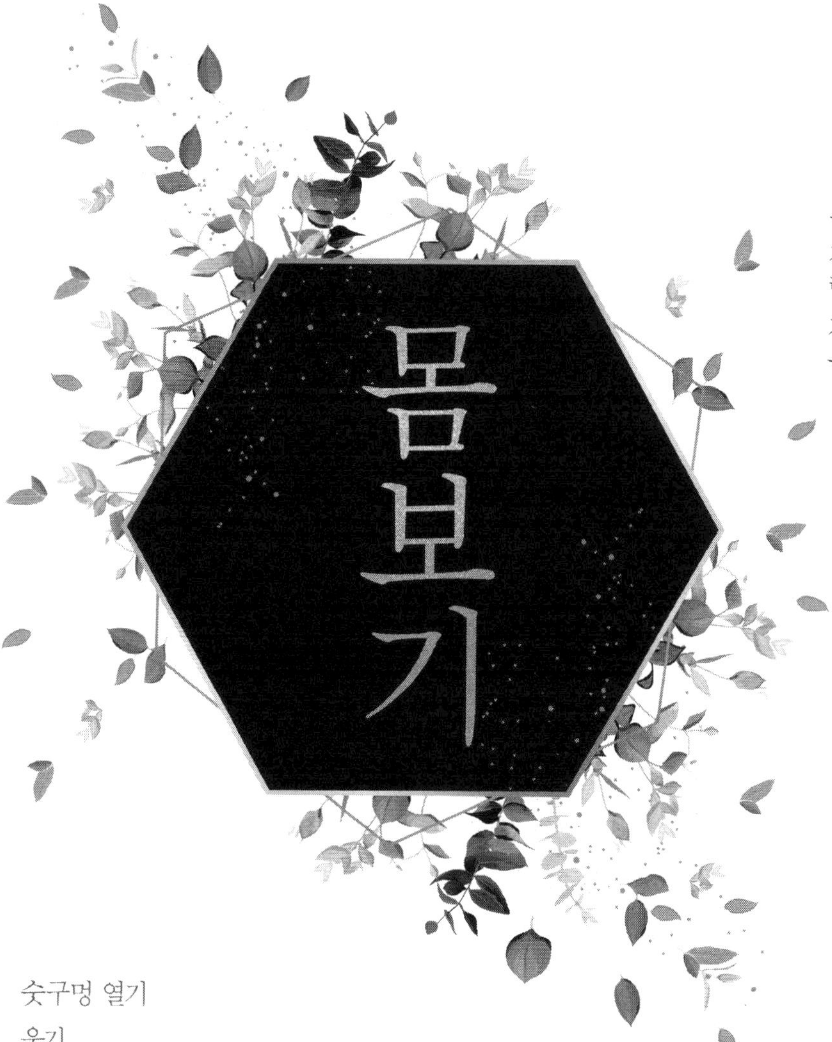

숫구멍 열기

울기

몸 풀기

힘주기

몸 따르기

마음 따르기

몸보기

북랩book Lab

아주 어렸을 때의 일이다.
어머니 손을 잡고 길을 가다가 갑자기 소나기가 내려
기와집 처마 밑으로 피하게 되었다.
그리고 무심히 발밑을 내려다보다가
나는 깜짝 놀라고 말았다.
맑은 빗물이 발밑으로 떨어지고 있었기 때문이었다.
그때까지 나는 빗물이 누런색인 줄 알았었다.
초가집에서 태어나고 자랐기 때문이었다.

누런 고정관념 위에 떨어지는
한 줄기 맑은 빗물
아가는 내 삶에 한 줄기 맑은 빗물이었다.

머리말

아가에게서 나는 참으로 많은 지혜를 얻었다.

그 지혜는
허약했던 몸에 기운을
혼란했던 머리에 고요를 주었고

진정으로 위대한 것을
진정으로 아름다운 것을
진정으로 소중한 것을 알게 해 주었다.

그 지혜로 인해
나는 고정관념의
높다란 벽을 뛰어넘어
마침내 자유를 얻었다.

그리하여
비로소 나의 참모습과
세상의 참모습을 보게 되었다.
나는 진정으로 다시 태어난 것이다.
나는 다시 아가가 된 것이다.

아가가 되어
호기심과 신비로움을
가득 품고 바라본 세상
그 세상을 이 책에 그렸다.

아가를 보라!
아가는 살아 있는 완전한 경전이요
늘 곁에 있는 자상한 스승이다.

아가를 보라!
아가가 그대를
건강과 생명과 진리의 길로 인도할 것이다.

그 길은 참으로
신비롭고
아름답고
편안한 길이 될 것이다.

차례

제4장 몸 풀기

제5장 힘주기

제6장 몸 따르기

제8장 몸보기

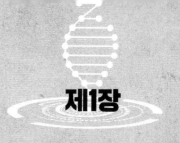

제1장

아가의 다섯 가지 위대한 특징

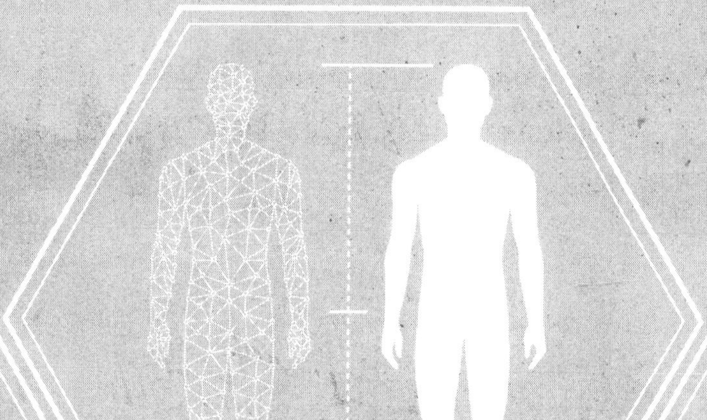

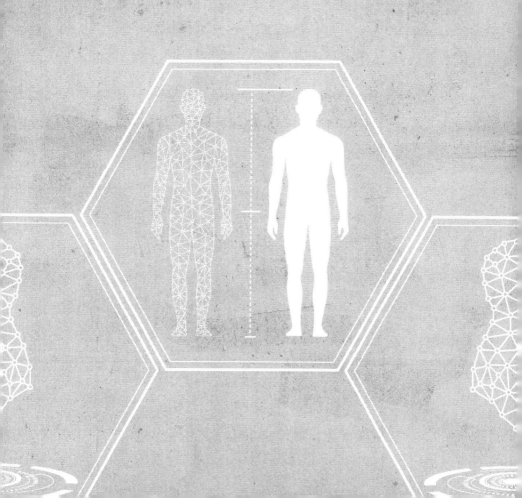

황소

아느냐!
그쳐버린 너의 울부짖음이
천둥처럼 우렁차다는 것을

호랑이도 비켜 가는 고추뿔이
들차게 솟아 있는데
여물이 다 무어냐

코뚜레를 바수고
멍에를 메다꽂아라

거목을 뿌리째 뽑던
싯누런 뚝심을 보여 다오

두려움도 잔꾀도 모르던
부리부리한 눈은 어디 있느냐

산천을 울리던 발굽소리
거친 숨소리를 다시 듣고 싶구나

고삐를 끊어라
우리를 박지르고 뛰쳐나오라.

아가는 언제 봐도 활기차다. 언제 봐도 귀엽고, 사랑스럽다. 또 아가의 얼굴은 언제 봐도 평화스럽고, 아가의 눈은 언제 봐도 맑기만 하다. 하지만 어른들은 활기가 없다. 몸은 병들어 있고, 마음은 탐욕으로 허둥거린다. 왜 이럴까? 왜 이토록 상반된 모습을 하고 있을까? 그 이유를 알 수만 있다면 이 세상 모든 사람들이 아이들처럼 밝고, 맑고, 건강하게 살아갈 수 있을 텐데……. 나는 아가를 유심히 관찰했다. 그리고 아가에게서 중요한 다섯 가지 특징을 발견했다. 그 다섯 가지는 다음과 같다.

첫째, 아가는 때 묻지 않은 자연이다.
둘째, 아가는 몸을 따른다.
셋째, 아가의 마음은 순수하다.
넷째, 아가는 생각이 없다.
다섯째, 아가는 가장 고귀한 생명이다.

이 다섯 가지는 이 책에서 추구하는 몸보기 삶을 이해하는 데 꼭 필요한 요소라 할 수 있다. 그러므로 이 책의 처음부터 끝까지 자연, 몸, 마음, 생각, 생명 이 다섯 가지 낱말이 가장 많이 나온다. 그러므로 책을 읽다가도 이 다섯 가지 낱말에 대해 조금이라도 이해가 되지 않을 때는 다시 이 부분으로 돌아와서 정독해 주기 바란다. 이제 아가의 다섯 가지 특징에 대해 하나하나 면밀하게 살펴보기로 하자.

1. 아가는 자연이다

1) 자연만이 완전하다

자연은 언제 봐도 아름답고, 경이롭고, 사랑스럽다. 이것은 자연이 완전하다는 것을 의미한다. 하지만 인간이 만들어낸 문명은 결코 아름답지도, 경이롭지도, 사랑스럽지도 않다. 따라서 생명체든 무생명체든 만물은 자연에서 태어나야 한다. 물질적인 것뿐만 아니라 인간의 가치기준이 되는 온갖 사상, 이념, 종교, 철학, 법률, 풍습, 문화 등의 무형적인 것들도 결코 자연의 질서를 벗어나서 만들어져서는 안 된다.

하지만 사람들은 자연의 위대한 질서를 무시하고 문명을 만들었다. 자연이 저절로 이루어진 것이라면 문명은 억지로 만들어낸 것이다. 억지란 불완전한 것이다. 그러므로 사람들의 생각으로 만들어낸 문명은 상호 배타적이므로 부분적이고, 단편적이고, 순간적이다. 하지만 자연의 품속에서 태어난 것들은 상호 유기적으로 태어나므로 전체성과 복합성과 지속성을 갖게 된다. 그러므로 인간의 생각으로 만들어내는 모든 것들은 조화와 균형을 잃어 생태계와 환경 파괴, 전쟁과 범죄, 질병 등의 부작용을 필연적으로 낳게 되지만 저절로 이루어지는 자연은 언제 봐도 아름답고, 신비롭고, 경이롭고, 사랑스럽게 보이는 것이다.

인간은 결코 자연의 지혜를 따라갈 수 없다. 그러므로 언제, 어느 때, 어떤 경우에도 자연에서 지혜를 구하는 것이 가장 현명한 방법이 될 것이다. 아름답고 신비롭고 조화로운 것에서 얻은 지혜가 아름답고 신비롭고 조화로운 것은 당연하다 할 것이다.

2) 자연을 떠난 것이 문명이다

인간은 생각이 발달할수록 자연에서 멀어진다. 인간의 관점에서 보면 과학자, 발명가들이 우수해 보일지 모르겠지만 자연이라는 전체적인 관점에서 보면 그들은 자연 파괴의 선두주자일 뿐이다. 그래서 그들이 온갖 생각으로 만들어낸 문명의 산물은 결국 환경을 파괴시키고, 인간과 동식물의 생명을 앗아가는 살상흉기가 되어 오늘날 인간을 비롯한 모든 생명체를 존멸의 위기로 몰아가고 있는 것이다.

3) 고정관념이 문명을 만든다

인간은 누구나 아름답고, 신비롭고, 완전한 마음을 갖고 태어난다. 마음, 이것은 만물과 조화를 이루어서 더할 것도, 덜할 것도 없는 진리요, 자연이라 할 수 있다. 그러나 사람들은 자라면서 종교, 철학, 사상, 풍습, 과학 등등에서 마음에 어긋나는 공식과 법칙 따위의 지식을 얻게 되고, 그 지식은 순수한 마음을 물들이며 고정관념으로 자리를 잡게 되고, 그 고정관념으로 인해 사람들은 점점 마음에서 멀어지는 행위를 하게 되는 것이니, 그 행위로 만들어낸 것이 바로 문명인 것이다.

4) 인간의 생각은 불완전하다

인간의 생각은 아무리 뛰어나도 자연의 지혜를 따라갈 수 없다. 자연은 완전하지만 인간의 생각은 아는 체에 불과하다는 사실을 깨달아야 한다. 인간의 관점에서는 성인, 위인, 천재, 범인, 둔재 등의 구분이 있을 수 있지만 자연의 관점에서는 자연을 어긴 사람과 자연을 따르는 사람의 차이만 있을 뿐이다.

5) 자연의 본질

자연의 질서는 돌고 도는 데 있다. 나무가 흙이 되고, 흙이 나무가 되듯, 비가 구름이 되고, 구름이 비가 되듯, 만물은 상호 유기적으로 밀접한 관계가 되어 쉼 없이 운행되고 있는 것이다.

따라서 자연은 영원할 수밖에 없으며, 자연에서 태어난 것들은 돌멩이 하나, 풀 한 포기라도 서로 연관되어 있기에 자연적인 것은 전체적, 복합적, 지속적인 성질을 띨 수밖에 없는 것이다.

6) 공해의 본질

자연에서 태어난 것들은 순환의 질서 속에서 태어나지만 인간이 지어낸 것들은 순환의 질서 속에서 태어난 것들이 아니기에 돌아갈 곳이 없다. 흩어져야 자연으로 환원될 수 있는데 흩어지지 않는다. 많은 산업 폐기물과 문명의 생산물들은 그래서 자꾸 적체되어 공해가 되는 것이다.

7) 고정관념의 본질

고정관념도 마찬가지다. 그것은 저절로 생겨난 것이 아니고 인간의 편협한 생각으로 만들어진 종교, 철학, 사상, 관념, 관습들이 지식과 진리라는 명분을 갖고 들어온 것들이기에 한 번 들어오면 좀처럼 흩어지지 않는다. 흩어지지 않고 머릿속에 적체되어 사람들을 자연과 마음으로부터 멀어지게 만드는 것이다.

8) 자연을 대하는 올바른 태도

자연은 있는 그대로 보아야 한다. 있는 그대로 느끼고 들어야 한다. 그러나 서양인은 어떻게 해서든지 다가가서 보려하고, 동양인은 될 수 있는 대로 멀리서 보려한다. 따라서 서양은 가능한 잘게 쪼개어 보려는 경향이 있으며, 동양은 언제나 통째로 보려는 경향이 있다. 그러므로 서양이 원시라면 동양은 근시라고 할 수 있다.

그래서 서양에서는 철학, 수학, 과학, 해부학, 심리학, 영양학 등의 분석학이 발달했고, 동양은 종교, 사상, 음양오행설, 역학, 한의학 등의 비유학이 발달한 것이다. 그래서 서양은 물질문명이 발달했고, 동양은 정신문명이 발달한 것이다. 하지만 근시와 원시가 모두 정상적인 눈이 아니듯이 물질문명과 정신문명 또한 다 같이 자연을 떠난 것이다. 물질문명이 환경 파괴로 우리의 몸을 병들게 했다면, 정신문명은 가치관의 혼란을 가져와서 우리의 마음을 병들게 했다. 자연을 대하는 올바른 태도는 있는 그대로 보는 것이다.

9) 자연에서 멀어질수록 복잡하다

자연적인 것은 너무 쉽다. 너무 쉬워 자기도 모르게 저절로 알게 된다. 하지만 자연에서 멀어질수록 어렵고, 복잡해진다.

각종 종교경전들, 각종 철학서적들, 각종 사상서적들, 각종 명상서적들, 각종 기 수련서들, 각종 한의학서적들, 각종 예언서적들, 각종 진리서적들, 각종 역학서적들은 모두 어렵고 복잡해서 읽는 사람마다 해석이 다르다. 그 나라 사람들도 해석이 각각이니 번역문을 읽는 외국 사람들이 그 뜻을 제대로 알기는 더욱 어렵다. 그래서 수많은 오해와 착각으로 끝없는 혼란과 시비가 일어나고 있는 것이다. 어렵게 인내심을 발휘하여 한 권을 다 읽어도 무엇을 읽었는지 감이 잡히지 않는다. 방대한 양, 어려운 낱말, 복잡한 논리, 일관성 결여, 과장된 비유, 추상적 표현, 암호 같은 내용, 추측과 가설, 책마다 서로 다른 주장, 몸과 마음에 어긋나는 논리 등등으로 인해 진리를 구하려는 많은 사람들이 그 책의 진의를 파악하느라 진리의 근처도 못 가 보고 오히려 책을 읽기 전보다 더 큰 혼란을 겪다가 아까운 일생을 마치는 경우가 허다한 것이다. 예를 하나 들면, 노자의 『도덕경』 첫 장에는 "道可道 非常道 名可名 非常名(도가도 비상도 명가명 비상명)"이란 구절이 있다. 도를 도라 하면 도가 아니요, 진정한 것은 이름을 붙일 수 없다고 해석할 수 있다. 또 하나의 해석은 '도는 도라 할 수 있지만 항상 도라고 할 수는 없다'. 이렇게 서로 다른 해석들이 중화권에서만도 팔십여 가지가 있다고 한다. 이러한 표현은 의미의 다중성이나 논리의 이중성을 추구하는 예술 문학에서나 적절한 표현이지, 정확한 것을 생명으로 해야 할 철학적인 글로는 결코 맞지 않는 것이다. 이러한 구절로 인해 오늘날의 후세 사람들에게 큰 혼란을 가져다준 것이다.

애매모호하고, 어렵고, 복잡하고, 두꺼운 책들을 경계하라. 그런 책들은 자연에서 멀어진 것들이니 반드시 부작용을 초래한다. 그런 것들은 읽는 사람마다 해석이 제 각각이니 서로가 옳다고 싸우다 전쟁도 불사하는 것이다. 또 그런 것들은 시력 저하와 운동 부족을 초래하고, 귀중한 삶의 많은 시간들을 빼앗아 가고, 사람들에게 우월감과 열등감을 심어줌으로써 생명으로부터 멀어지게 만드니 참으로 경계해야 할 대상인 것이다.

10) 자연으로 돌아가는 길

자연은 참으로 아름답고, 신비롭고, 경이롭다. 그래서 예로부터 많은 사람들이 자연을 숭배하고, 자연을 공경하고 연구했다. 그래서 별의 움직임을 보고 점성술과 천문학을 만들고, 우주의 변화를 보고 음양오행론을 만들고, 동물들의 움직임을 보고 어떤 신체 단련법이나 무예를 창안하기도 하고, 자연의 놀라운 변화에 영향을 받아 어떤 종교나 철학을 만들어내기도 했다.

하지만 지금까지 인간들의 관심이 되었던 자연의 모든 대상들은 우리 인간의 관점에서 볼 때 너무 멀리 있거나 너무 광범위하기에 우리 인간의 입장에서 바로 보고 바로 알기가 매우 어려웠다. 예를 들어 노자와 같이 '물을 보라'는 등의 좀 더 구체적인 사물을 제시한 사람도 있지만 물 역시 우리와는 다른 무생명체이므로 물도 우리에게 명확한 지혜를 줄 수가 없는 것이다. 이렇게 지금까지 위인들이 연구한 자연들은 우리에게 명확한 진리를 주기에는 인간에게 맞지 않는 많은 이질적인 면을 갖고 있기에 인간으로 하여금 자연의 본질에 대해 착각과 오해와 편견을 불러 일으켰던 것이다.

따라서 자연의 본질을 제대로 보기 위해서는 좀 더 인간에게 가까운 자연이 그 연구의 대상이 되어야 할 것이다. 그러려면 무생명체보다는 우리와 같은 생명체가 그 연구 대상이 되어야 하며, 생명체 중에서도 인간과 같은 몸과 마음의 구조를 갖고 있는 사람, 그 중에서도 고정관념에 물들지 않은 순수한 사람에게서 훨씬 더 명확한 자연의 진리를 얻을 수 있을 것이다. 그러한 사람은 아가라고 할 수 있다.

작금의 많은 사람들이 아가를 보라고 했다. 특히 노자는 아가를 통해 삶의 지혜를 보라고 했지만 매우 피상적인 설명에 그쳤으며, 또 아가를 통해 어떻게 지혜를 얻어야 하는가에 대한 방법을 구체적으로 설명하지 않았으며 오히려 물에 대해서 더 많은 설명을 해 놓았다. 하지만 인간은 인간이고 물은 물이다. 인간은 물처럼 언제나 아래로만 흐르면서 자기를 주장하지 않고 살 수만은 없는 존재다. 그리고 또한 노자가 쓴 『도덕경』 또한 매우 어렵고, 복잡하고, 모호하다. 또한 뒤에 설명하겠지만 물처럼 아래로만 흐르라는 순종론은 세상을 회피하며 사는 매우 소극적 자세라 할 수 있다. 역사는 순리와 순응을 높이 보지 않는다. 저항과 혁명, 파격과 창의의 기록이 역사인 것이다.

아가를 보라!

진리는 언제나 가장 가까이 있다. 아가는 우리와 똑같은 몸과 마음의 구조를 갖고 있다. 따라서 아가에게서 배운 지혜는 결코 어렵거나 복잡하거나 애매하지 않을 것이다.

아가를 보라!

아가는 어떤 고정관념에도 물들지 않아 순수하다. 따라서 아가는 우리들에게 가장 훌륭한 스승인 것이다.

아가를 보라!

아가에게 자연으로 돌아가는 길이 있다. 그 길은 누구나 갈 수 있는 생명의 길이요, 누구나 깨달을 수 있는 진리의 길이다.

아가를 보라!

아가가 당신을 생명의 길로 인도 할 것이다. 자연의 길로 인도할 것이다. 그 길은 참으로 아름답고, 신비롭고, 편안한 길이 될 것이다.

2. 아가는 몸을 따른다

아가는 아무 지식이 없다
그러므로 아가에게 있어 몸은
유일한 가치 기준이다
배고프면 젖을 빨고
적당히 먹으면 입을 떼고
졸리면 자고
일어나면 자연스럽게 움직여
몸을 성장시킨다

아가는 아무 지식이 없다
그러므로 몸은
아가에게 있어 유일한 생존 이유다
하지만 아무 지식도 없이
오직 몸의 요구를 따르며 사는 아가의 모습은
언제나 해맑다
언제나 즐겁다
언제나 사랑스럽다
언제나 평화롭다

'사람에게 가장 가까운 자연은 몸이다
사람에게 가장 소중한 것은 몸이다

사람에게 가장 위대한 진리는 몸이다'
아가는 온몸으로
이렇게 외치고 있다

어린아이일수록 몸을 따르고
나이가 들수록 생각을 따른다
아가는 생명력으로 가득 차 있다
따라서 몸을 따르면 생명력을 얻고
생각을 따르면 생명으로부터 멀어진다

몸은 위대하다
오직 몸만이 생명을 창조하기 때문이다
이 세상 무엇보다도
정교하고 완벽하고 아름답게

그 어떤 종교, 과학, 철학, 예술이
생명을 창조할 수 있는가
몸은 가장 완벽한 종교요, 철학이다
가장 완전한 과학이며 예술이다

몸은 그래서
볼수록 아름답고, 신비롭다
볼수록 경이롭고, 사랑스럽다

몸은 우리의 생각과 무관하게
생명을 창조하고 성장 시킨다
그러므로 생각은 몸의 주인이 아니다
그러므로 생각은 몸을 오염시킨다
생각으로 몸을 끌고 다니지 마라
생각은 몸을 억압하고
생각은 몸을 질병으로 몰아간다

몸은 자연이다
그러므로 인간의 생각으로는
그 신비를 결코 알 수가 없다
논리와 비교
공식과 통계
그리고 현미경이나
망원경, 그 어떤 기계 따위로도 결코 알 수가 없다
그러므로 이러한 것들로
몸을 해석하려하거나 해부하려 한다면
미로에 빠진 것처럼
언제까지나 혼란에서 벗어나지 못하게 될 것이다

책을 덮고 몸을 보라
몸에 모든 진리가 있다
생각을 버리고

몸이 주는 가르침을 배우라
그러면 몸이 그대에게 생명과 건강
진리와 깨달음을 줄 것이다

- 생각: 철학, 사상, 종교, 풍습, 과학, 역학, 신화, 전설 등등의 지식에 의해 생겨나는 두뇌작용(이것이 바로 필자가 이 책에서 주장하는 생각의 정의다. 그러므로 이 책을 읽다가 생각이란 단어가 나오면 생각에 대한 정의를 꼭 기억하면서 이 책을 읽어주기 바란다.)

지금 이 순간에도
몸은 생각을 닦아내고 있다
생각으로 먹은 술과 담배와 음식들
생각이 만들어낸 공상과 망상과 허상과 근심들
그런 것들로부터 생명을 지키기 위해
혼신의 노력을 다 하고 있는 것이다

몸을 따르라
몸이 생명을 창조했기 때문이다
마음보다도 몸이 우선이다
정신보다도 몸이 우선이다
몸이 성장하면서 자연히 이성을 찾는 마음이 생겼지
이성을 찾는 마음이 먼저 생기고 몸이 성장하지 않았다

그러므로 몸을 보는 것이
형체가 없는 마음을 보는 유일한 방법이다
그러므로 또한 몸을 보는 것이
몸과 마음이 하나 되는 유일한 방법이다
우리가 몸을 보고 있는 동안은
몸과 마음이 하나로 일치하기에
그 어떤 생각도 들어올 수가 없다

하지만
우리가 몸 이외의
철학, 사상, 종교, 풍습, 과학, 신화 따위의 지식을 보거나
문명이 만들어낸 사물을 보게 되면 생각이 들어온다
생각이 들어와 고정관념으로 자리 잡으면
몸과 마음을 무시해버린다
그리고 그 생각의 노예가 되어 질질 끌려다니며
죽을 때까지도 몸과 마음을 혹사시키는 것이다

3. 아가의 마음은 순수하다

마음은 누구에게나 있다
사람, 짐승, 곤충, 식물, 미생물
살아 있는 모든 생명체는 마음을 갖고 있다

마음은 몸에 뿌리를 두고 있다
그러므로
몸이 없다면 마음 또한 있을 수가 없다
그러므로
모든 생명체는 몸과 마음으로 구성되어 있다
풀에는 풀에 알맞은 마음이 있고
나무는 나무에게 알맞은 마음이 있고
호랑이는 호랑이에게 알맞은 마음이 있고
사람은 사람에게 알맞은 마음이 있다

몸과 마음은 하나다
그러므로 마음은 몸의 변화에 따라
저절로 생겨나고 저절로 스러지는 것이 자연적인 순리다
아가에게는 아가에게 알맞은 마음이 저절로 생겨나고
청소년에게는 청소년에게 알맞은 마음이 저절로 생겨나고
어른에게는 어른에게 알맞은 마음이 저절로 생겨난다
그러므로 아가에게는 부모를 그리는 마음이 저절로 생기고
성장하면 이성을 그리는 마음이 저절로 생기고
부모가 되면 아가를 사랑하는 마음이 저절로 생긴다
또 배가 고프면 음식을 먹고 싶은 마음이 저절로 생기고
졸리면 자고 싶은 마음이 저절로 생긴다
이렇게 마음은 언제나 몸을 따르는 것이 자연적인 순리다

그러므로
몸과 마음은 반드시 하나로 일치할 수밖에 없는 것이다

이처럼 몸이 성장하고 변화함에 따라
마음이 그 몸의 성장과 변화에 따라
저절로 생겨나고
저절로 스러지는 이유는
몸과 마음이 언제나 생명을 지향하기 때문이다
왜 몸과 마음은 언제나 생명을 지향 하는가
그것은 인간을 비롯한 모든 생명체의 몸과 마음에는
생명의 질서가 흐르고 있기 때문이다

이처럼 마음은 언제나
몸을 따르고
몸을 위하고
자연의 질서와
생명의 질서를 따른다

그런데 이처럼
아름답고, 위대하고, 신비로운 마음을
무시하고
더럽히고
짓밟는 것이 있으니

그것이 바로 생각이다

질병이 우리 몸을 허약하게 만들듯이
생각은 순수한 마음을 오염시킨다
그러므로 생각이 들어와서 마음이 오염되면
괜히 모든 것이 허무해 보이고
괜히 세상이 무의미해 보이고
괜히 사는 것이 슬퍼지고
괜히 쓸쓸해하고 무서워하고 우울해한다

물을 많이 먹는 게 좋다는 생각에 오염되면
목도 마르지 않은데 억지로 물을 마신다
종교, 철학, 사상, 과학, 역학 등의 생각에 오염되면
마음은 이성을 그리워하는데 억지로 이성을 멀리한다
음란한 생각에 오염되면 시도 때도 없이 성에 집착한다

이처럼 생각은
자연이 아니므로 몸의 변화에 따라 일어나지 않고
홀로 생겼다가 홀로 스러진다
자연이 아니므로 몸과 하나 되지 않고
몸과 따로 논다
자연이 아니므로 몸을 따르지 않고 몸을 거역한다
하지만 마음은 언제나 몸을 따른다

몸이 존재하는 한
마음을 따로 떼어낼 수는 없다
그러므로
생각을 비울 수는 있어도
생각을 버릴 수는 있어도
마음은 비울 수도 버릴 수도 없다
그러나 많은 사람들은
철학, 사상, 종교, 과학 따위의 지식에 물들어
이처럼 소중한 마음을 생각으로 착각하고 있다

중국의 사상가 장자는 아내가 죽었을 때 항아리를 두드리고 노래를 부르며 즐거워했다. 친구가 그 모습을 보고 너무 심하지 않으냐고 하니 장자는 "아내는 본래 생명도, 형체도 없었는데 자연의 조화로 잠시 사람의 모습으로 변했다가 이제 다시 본래의 자리로 되돌아간 것이니 어찌 슬퍼하겠는가?"라고 대답했다.

『장자』라는 책에는 자연스러운 말도 많이 있지만 이처럼 부자연스러운 말들도 여러 군데 있다. 장자의 이 말이 진리라면 우리가 삶에 지칠 때 더 이상 살아야 할 이유가 없다. 장자의 어처구니없는 이 말로 인해 얼마나 많은 사람들이 극단적 선택을 해서 이 세상을 떠났을까. 세상에 이처럼 엉터리 논리를 가진 이론들은 또 얼마나 많을까. 참으로 안타깝다.

이런 것이 대표적인 생각이다. 마음은 지식에 근거하거나 장자의 경우와 같이 논리적 판단에 의해 일어나는 것이 아니다. 마음은 저절로 일어나는 것이다. 오장육부가 움직이는 것을 우리의 생각으로 어찌 할 수 없는 것과 같이 우리의 생각으로 어찌할 수 없는 또 다른 무형의 장기가 바로 마음이다. 사랑하던 사람이 죽으면 자기도 모르게 슬픈 마음이 생기는 것이다. 동물들도 새끼를 잃거나 제짝을 잃으면 슬피 운다. 이것이 마음의 실체다. 장자는 이 마음의 본질을 몰랐던 것이다. 장자뿐 아니라 공자, 노자, 부처, 예수, 소크라테스 등도 결국 그 당시에는 뛰어났을지 모르지만 지금의 시각에서 보면 진화나 통계력, 논리 면에서 우리보다는 훨씬 뒤떨어진 옛날 사람에 불과한 것이다.

자연에는 생각이 없다
오직 마음만 있다
그러므로
자연의 모든 생명체는
생각이 아닌 마음으로 살아가는 것이 순리다
하지만 인간만이 유일하게 생각에 의해 살아가고 있다
그래서 인간만이 자연을 어기며 살아가고 있다

마음을 어기는 것이 생각이라면
마음을 따르는 것이 감각이다
생각이란 지식으로 아는 것이요
감각이란 즉 느낌으로 아는 것이다
그러므로 마음과 감각은 언제나 일치한다

그러므로 몸과 마음과 감각은 하나다

생각은 감각처럼 몸과 주위의 환경 변화에 따라
저절로 생기는 것이 아니다
생각은 독서, 교육, 지식, 소문 등을 통해
외부에서 갑자기 들어온 것이지
감각처럼 오랜 세월 동안 변화하면서 이루어진 것이 아니다
그러므로 생각에 의해 갑자기 알거나
갑자기 만들어지거나
갑자기 변화되는 것은 모두 부작용을 가져오니
물질문명이 그러하고
정신문명이 그러하다
유구한 세월에 걸쳐 이루어진 자연에 비하면
문명이란 일종의 돌연변이에 불과한 것이다

생각은 불완전하지만
감각은 완전하다
그래서 식물들과 동물들은
배우지 않아도
먹을 것과 못 먹을 것을 구분할 줄 알고
지진이 일어날 것을 미리 알고
장마가 지고 태풍이 올 것도 미리 안다
생각이 아닌 감각으로 안다.

코끼리의 피부는 매우 거칠고 두꺼워 보이지만 파리가 앉아도 눈치를 챌 수 있을 만큼 민감하고, 코끼리의 코는 매우 둔해 보이지만 쌀 한 톨도 집어 올릴 수 있을 만큼 섬세하고, 코끼리의 다리는 매우 둔해 보이지만 수십 킬로 떨어진 곳에서 다른 코끼리들이 발로 보내는 신호를 느낄 수 있을 정도로 예민하다. 박쥐는 입으로 여러 가지 소리를 내어 그 소리가 주변에 반사되어 나오는 소리를 예민한 귀로 감지하여 장애물을 피하고, 먹이를 잡아먹는다고 한다. 뱀은 주변의 온도 변화를 수천 분의 일 도까지 감지하여 깜깜한 밤에도 먹이를 잡아먹는다. 나무들은 햇빛의 변화를 정확히 감지하여 꽃과 잎과 열매와 낙엽을 만들어낸다. 연어는 수천 킬로 떨어진 바다에서도 자기가 태어난 강물의 냄새를 기억하고 찾아온다. 하찮아 보이는 지렁이나 쥐조차도 지진이 일어날 것을 예감하고 안전한 곳으로 이동한다고 한다. 어떤 식물은 봄에 뿌리를 내릴 때 그 해 여름에 바람이 얼마나 세게 불 것인가를 예감하고 뿌리를 깊게 내리거나 짧게 내리고, 또 어떤 곤충들은 가을에 그 해 겨울 날씨를 예감하고 겨울 날 준비를 한다고 한다. 어찌 이 뿐이랴. 이처럼 우리가 짐작할 수 있는 감각의 신비로운 세계만을 담으려고 해도 몇 권의 책을 필요로 할 것이다. 하지만 우리가 짐작조차도 할 수 없는 신기한 감각 세계는 얼마나 될지 정말 가늠하는 것조차 힘든 것이다.

어릴수록 감각적이고

나이를 먹어갈수록 생각적이다
그러므로 감각적일수록 생명력은 강한 것이다
우리는 감각을 잃어버렸다
우리가 되찾아야 할 것은
지식으로 이루어진 생각이 아닌 감각이다
우리가 돌아가야 할 곳은
생각의 세계가 아닌 감각의 세계다
생각은 감각을 무디게 한다
생각은 감각을 무시한다
생각은 감각을 억압한다
그러므로 생각을 버리면 감각은 다시 살아난다

생각은 모두가 다르지만
마음은 누구나 같다
마음은 몸을 따르고
몸은 누구가 같기 때문이며
마음이 몸을 따르는 이유는
생명을 지향하기 때문이다
그러므로
착한 사람과 나쁜 사람
유신론자와 무신론자
기독교인과 불교인
이들의 다른 점은 생각이지 마음이 아니다

따라서 생각을 버리면
마음만 남는다
그럼 사람은 누구나 같은 것이다

마음은 자연이므로 완전하기에
복합적이고 전체적이고 지속적이지만
생각은 자연이 아니므로 불완전하기에
부분적이고 단편적이고 한시적이다
그러므로 훌륭하다거나 위대한 생각이란 없다
그 어떤 생각도 생각은 모두가
마음을 더럽히는 때에 불과하다

자연을 보라
나무를 보라, 들짐승들을 보라, 꽃을 보라
어린아이들을 보라
얼마나 아름답고, 신비롭고, 사랑스럽고, 평화로운가
왜 그런가? 생각이 없기 때문이다
왜 그런가? 마음만 있기 때문이다
왜 그런가? 자연이기 때문이다.

4. 아가는 생각이 없다

아가와 어른의 차이는 생각에 있다
어린아이일수록 생각이 얕고, 적으며
나이가 든 사람일수록 생각이 많고, 깊어진다.

그러므로
아이들의 마음은 편안하고
어른들의 마음은 불편하다

편안한 마음은 본래 마음이요
불편한 마음은 오염된 마음이다
그러므로
편안한 마음은 건강한 마음이요
불편한 마음은 병든 마음이니
생각이 많고 깊어지게 되면서부터
사람은 생명으로부터 멀어지게 되는 것이다

생각을 멀리하라
생각이 모여 지식과 학문이 되고
그것이 고정관념이 되어
순수한 마음을 오염시킨다

생각이 없을 땐 마음이 맑아서
모두가 친구요, 동무였건만
생각이 마음을 흐려 놓으면
부모 형제도 알아보지 못한다

생각이 없을 땐 모두가 하나였건만
생각이 나타나서 편을 가르고
생각이 다르다는 이유만으로 서로 싸우니
생각은 모든 분쟁의 원인이다
아, 얼마나 많은 사람들이
종교, 사상, 이념의 대립으로 싸우고
죽어가고 상처를 받았는가

(과거만 그러한가. 지금도 세계 곳곳에선 종교와 이념의 쟁이 계속되고 우리나라 역시 아직도 분단 상태다.)

마음은 완전한 몸에 뿌리를 두고 있지만
생각은 뿌리가 없다
그러므로 생각은 불완전한 것이다
그래서 생각으로 지어낸 것은
전체를 보지 못하고 멀리 보지 못해서
부분적이고 한시적이므로
한쪽으로 치우쳐 조화와 균형을 깨는 것이다

그러므로 생각이 지어낸 것은 일관성이 없어
앞뒤가 안 맞는 모순을 반드시 갖는다

생각은 또한 뿌리가 없어 불완전하니
어제와 오늘이 다르고
내일을 장담할 수 없다
보라!
생각이란 이처럼 허망한 것이다

생각은 또한 불완전하니 자꾸 바뀐다
생각이 생각을 낳고
그 생각이 또 다른 생각을 낳아서
생각을 쫓아다님은
마치 미로를 헤매는 것 같아서
종교가, 철학가, 사상가들처럼
평생을 허비해서 공부하고 연구해도
결론을 얻을 수 없는 것이다

생각으로는 결코 진리를 찾을 수 없다
마음으로 돌아가야 한다
마음으로 돌아가기 위해서는
생각을 버려야 한다
마음은 완전하기에 마음으로 돌아가면

진리가 저절로 나타나게 될 것이다

5. 아가는 가장 고귀한 생명이다

아가보다 소중한 존재는 없다
아가는 생명 그 자체이기 때문이다
아가가 없고
새끼가 없고 씨앗이 없는 세상은 곧 종말이다
그러므로 모든 진리는 생명으로부터 나오고
생명으로 돌아가야 한다
따라서 생명과 무관한 진리는 거짓이며
생명과 무관한 깨달음은 허상에 불과하다
그 생명을 좌우하는 것이 건강이므로
건강과 생명은 결국 같은 뜻이다

생명은 자연에서 태어나야 한다

비록 인간의 생각이 발달해서 생명을 만들 수 있을지라도 그것은 참다운 의미에서의 생명이 아니다. 그렇게 만들어진 생명은 자연과 생태계를 파괴하는 또 하나의 공해일 뿐이다

왜냐하면 생명은 사랑의 열매로 탄생되어야 하기 때문이다

생명은 자연에서 태어나야 한다

자연에서 태어난 모든 것들은 복합성과 전체성과 지속성을 갖는다
그러므로 생명이란 존재에 대한 인식과
생명을 지키기 위한 노력들은 매우 종합적으로 이루어져야 하는 것이다

생명은 종합적인 존재다
왜 그런가? 그 이유는 세 가지로 볼 수 있다
첫째, 생명은 몸과 마음으로 구성되어 있기 때문이요,
둘째, 생명은 어떤 생명이든지 홀로 존재할 수 없기 때문이요,
셋째, 생명은 생명으로부터 나와서 끊임없이 이어져야 하기 때문이다

생명은 종합적인 존재다.

그러므로 사람은 몸과 마음의 건강을 지키기 위해 물질적인 것과 정신적인 것을 동시에 추구해야 하며, 현재의 삶뿐만이 아니라 미래에 맞을 죽음도 준비해야 하며, 나의 생명처럼 다른 사람과 동식물들의 생명도 소중히 여겨야 하며, 또한 나의 생명이 끊이지 않고 후손으로 계속 이어질 수 있도록 노력해야 한다. 이것이 생명을 지키고, 생명을 얻는 올바른 길인 것이다.

생명은 종합적인 존재다.

그러므로 현재의 삶보다는 죽음 뒤의 삶에 중점을 둔 종교, 정신적인 것에만 가치를 둔 철학, 먹거리만을 따지는 영양학, 육체 단련

에만 치우친 운동주의, 환경만을 주장하는 자연주의, 처세에만 역점을 둔 도가주의, 초능력만을 추구하는 신비주의, 눈에 보이는 것만을 쫓는 과학만능주의, 자기만을 소중히 여기는 이기주의, 현재의 삶만을 보는 허무주의, 사주와 역학에 치우친 운명주의 등등은 생명의 실상을 제대로 보지 못해서 한쪽으로 치우친 매우 부분적이고 불완전한 생각들이라 할 수 있는 것이다.

생명은 종합적인 존재다.

그러므로 건강에 대해 기 수련이 제일이라느니, 마음 편한 것이 제일이라느니, 운동이 제일이라느니, 잘 먹고 잘 자는 것이 제일이라느니 하는 등의 편협한 고정관념은 금물이다. 또 사는 대로 살다가 죽으면 된다느니, 나이를 먹다 보면 누구나 병에 걸린다느니 하는 등등의 체념적인 생각 또한 금물이다.

생명은 종합적인 존재다.

따라서 건강은 음식만으로, 운동만으로, 기 수련만으로, 호흡 수련만으로, 마음을 편하게 하는 것만으로, 또는 일상적인 생활만으로는 결코 얻을 수가 없으며 이 모든 것들이 잘 어우러져야만 얻을 수가 있는 것이다. 이 책이 여러 장으로 구성되어 있는 것이 이러한 이유 때문인 것이다.

생명은 종합적인 존재다.

그러므로 진정으로 건강하다 함은 힘이 센 것도 아니요, 초능력이 있는 것도 아니요, 생각은 번민에 빠져 있으면서 몸만 튼튼한 것도 아니요, 몸은 허약하면서 정신력만 살아 있는 것도 아니요, 몸과 마음이 동시에 편안한 상태라고 말할 수 있는 것이다.

생명은 종합적인 존재다.
세상에 종합적인 것은 단 하나, 그것은 자연이다. 그러므로 종합적 생명체인 우리 인간은 완전한 자연에서 모든 것을 얻어야 하는 것이다. 하지만 자연을 제외한 모든 것은 불완전하고 단편적이다. 그러므로 대다수의 보통 사람들은 물론이거니와 종교지도자, 철학자, 의사, 과학자들조차 그들이 완전하다고 여기는 경전과 학문만으로는 부족해서 정신에 대하여, 섭생에 대하여, 건강에 대하여, 삶의 지혜에 대하여, 여러 권의 책과 여러 명의 스승으로부터 각각 따로 따로 배우는 번거로움과 모순을 갖는다. 자연은 완전하다. 자연이라는 단 한 권의 책에는 모든 지혜가 수록되어 있다.

생명처럼 소중한 것은 없다.
그래서 우리는 생명의 위협을 받았을 때 가장 두려워하고, 생명을 얻었을 때 가장 기뻐하고, 생명을 잃었을 때 가장 슬퍼하고, 생명이 넘쳐날 때 가장 아름다움을 느끼고, 생명의 신비에 가장 놀라워하는 것이다.

생명처럼 소중한 것은 없다.
따라서 생명은 영원해야 한다. 생명이 존재하지 않는 세상은 존재 가치가 없다. 그래서 모든 식물과 동물과 인간들을 비롯한 모든 생명들은 짝을 찾아 사랑을 하고, 새 생명을 낳기 위해 혼신의 힘을 다 바친다. 이것이 자연의 질서다. 질서에서 벗어나면 도태만이 있을 뿐이다. 우리 인간의 삶에 가장 소중한 것은 바로 아가라는 생명체인 것이다.

제2장

숫구멍 열기

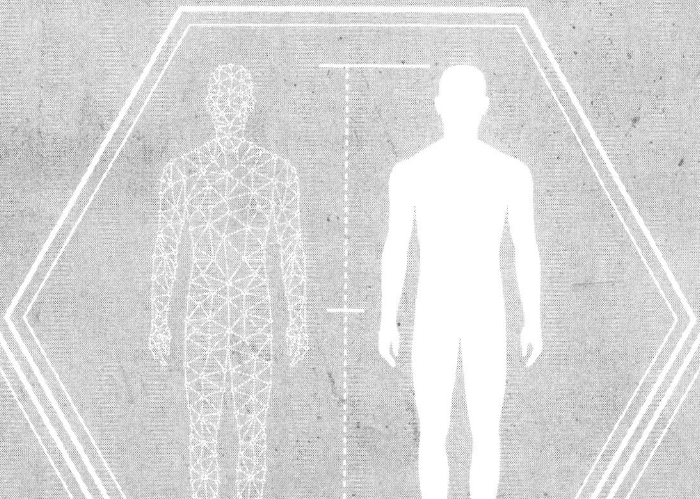

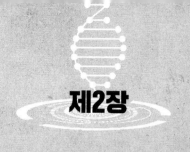

나무

거꾸로 서라
생각과 지식 쏟아내고
머리카락 뿌리로 뻗어
흙의 소리 듣게 되리

거꾸로 서라
뜨끈한 피 빠지고
억만년 샘물 혈관 흘러
생명의 이야기 듣게 되리

거꾸로 서라
팔과 다리 가지되어
잎과 열매 무성할 때
바람과 비의
노래 듣게 되리

몸보기

거꾸로 서라
삶과 죽음
한자리에서 맞는
나무처럼 서 있으면
두 발 두 다리 위로 든
의미 알게 되리

거꾸로 서라
눈과 입
귀 닫고
몸통으로 설 때
나무가 꾸는 꿈을
그대가 꾸게 되리.

숫구멍 열기란 우리 몸의 한 부분을 열어 자연의 기운을 끌어들이는 일종의 기 수련법이다. 기 수련 하면 대개 현란한 몸동작, 까다로운 호흡, 복잡한 경락이론 등을 떠올리게 되는데 숫구멍 열기에는 이러한 요소들이 전혀 없다.

숫구멍은 돌 이전에 어린 아가의 머리가 굳지 않은 말랑말랑한 곳을 말한다. 흔히 사람들은 숫구멍이 호흡과 연관되어 아가가 숨을 쉴 때마다 발딱발딱 뛰는 것이라고 알고 있지만 자세히 관찰해 보면 그곳이 발딱거리는 것은 숨과 전혀 관계가 없다는 것을 깨닫게 될 것이다.

그곳이 왜 저절로 진동하는지는 자연의 신비이므로 정확히 파악할 수는 없지만 수련으로 숫구멍을 열어 보면 그곳이 기가 들어오는 통로임을 분명히 알 수 있다.

숫구멍 열기란 이처럼 닫혀버린 기의 통로를 복원시켜 언제 어디서나 수련자가 원하기만 하면 숫구멍을 통해 우주의 기운을 끌어당길 수 있는 매우 쉽고 간단하며 부작용이 없는 기 수련법이라 할 수 있다.

1. 숫구멍의 의미

태어난 지 서너 달 이전의 아가와 성장한 아이는 두 가지 다른 특징을 갖고 있다. 하나는 이유 없이 자주 우는 것이요, 또 하나는 숫구멍이 열려 있는 것이다. 이 두 가지 이유는 자연의 신비이므로 사람의 생각으로는 명확히 알 수가 없다. 다만 다음과 같이 짐작할 수 있을 뿐이다.

아가가 태어났다는 것은 새로운 세상과 만나는 것이다. 즉, 자궁 속과는 전혀 다른 새로운 환경과 부딪친 것이다. 그러므로 탄생이란 아가에게 있어 위기상황일 수도 있는 것이다.

그러므로 아가는 탄생하자마자 크게 울어대는데 이때의 강한 울음이 자궁 밖의 세상에서 살아갈 수 있도록 튼튼한 배를 만들어 준다고 볼 수 있다. 또 탯줄로부터 완벽하게 들어오던 영양, 산소 따위의 기운들이 끊어지게 됨으로써 아가에게 기운 부족 현상이 일어나기도 한다. 따라서 아가가 소화흡수 능력, 폐호흡 능력, 피부호흡 능력 등의 기능을 갖출 수 있을 때까지 기운을 보충해 주어야 할 필요가 있는데 바로 그 기운을 보충해 주는 곳이 숫구멍이다.

이렇게 숫구멍은 저절로 발딱거리며 기운을 허공으로부터 빨아들여 아가의 몸에 기운을 보충시켜주다가 아가가 새 세상에 적응하게 되면 울음도 그치고 숫구멍도 닫혀 버리게 된다고 볼 수 있다.

2. 숫구멍을 열어야 하는 이유

환경이 오염되지 않은 옛날에는 기 수련을 하지 않았어도 제 수명대로 살 수 있었겠지만 공해로 둘러싸인 오늘날은 그 공해들을 물리치기 위한 대책을 세우지 않으면 어떤 질병에 걸릴지 모르는 위기에 처해 있다.

이미 문명은 너무 발달해서 빠른 시일 내에 환경이 정화되기는 불가능하다. 이미 약한 사람들은 하나둘 이런저런 병으로 쓰러지고 있는 위기상황이다. 언제나 어려운 상황에 직면했을 때는 자연에서 지혜를 얻는 것이 가장 현명하다. 아가는 순수한 자연이다. 아가는 탄생이라는 위기 상황을 어떻게 극복했는가? 그것은 숫구멍으로부터 기를 흡수하고 자주 울어 배를 튼튼히 만들었던 것이다. 물론 이것은 아가의 의지와는 관계없이 저절로 이루어지는 것이다. 그러므로 숫구멍을 열고 또 뒤에 소개하는 울기를 비롯한 여러 가지 수련을 하는 것은 지극히 자연스러운 위기 대처 수단이라고 볼 수 있다.

3. 기란 무엇인가

기를 설명하는 이론은 나라마다, 사람마다 틀리다. 또 기를 표현하는 낱말도 나라마다, 사람마다 틀리다. 하지만 그런 것들은 중요하지 않다. 중요한 것은 기를 느끼는 것이다. 소리는 귀로 듣고, 빛은 눈으로 보듯이, 기는 몸으로 느껴야 한다. 따라서 기를 보려 한다거나 설명으로 알려 한다면 이는 마치 소리를 눈으로 보려는 것처럼 어리석은 짓이다.

기는 느끼는 것이다. 그 느낌은 사람마다 다르니 자기가 느낀 것만이 기의 전부라고 주장할 수는 없다. 그러므로 기는 설명할 수도, 보여줄 수도, 손에 쥐어줄 수도 없다. 그것은 오직 자기 몸의 느낌으로 알 수밖에 없는 것이다.

숫구멍이 열리면 누구나 쉽게 기를 느낄 수 있다. 하지만 그 느낌은 사람마다 모두 다르다. 느낌은 모두 다르지만 분명한 것은 기는 확실히 존재한다는 것이다.

4. 기 수련의 목적

기는 건강을 목표로 수련해야 한다. 그런데 많은 사람들이 순전히 초능력을 목표로 수련하는 것을 보게 된다. 그런 사람들은 자연스러운 생활을 버리고 며칠씩 잠을 자지 않는다거나 매우 심하게 운동을 한다거나 오래 쭈그리고 앉아 관절염에 걸린다거나 무리한 호흡을 하다가 부상과 부작용을 얻어 고생을 하거나 단명하기도 한다.

이것은 참으로 어리석은 짓이다. 건강을 잃으면 초능력뿐만 아니라 그 어떤 것도 추구할 수가 없기 때문이다. 따라서 기 수련은 반드시 건강을 목표로 해야 한다. 그렇게 수련하다 보면 깨져 있던 몸이 완전한 균형을 찾게 되므로 여러 유형의 초능력이 개인의 잠재능력에 따라 생길 수도 있는 것이다.

우리나라에서 장수한 사람들을 보면 그들이 어떤 특별한 수련을 한 적이 없으며 그저 배고프면 밥 먹고, 졸리면 자고, 일어나면 열심히 일하는 자연스러운 생활을 한 것밖에 없다. 그러나 기 수련이나 호흡 수련 또는 무술 등을 연마한 사람들 중엔 장수한 사람들이 거의 없다. 이것은 이들이 건강보다는 초능력에 집착해서 무리한 수련과 부자연스러운 생활을 했기 때문이다.

초능력을 추구하는 것도 좋다. 하지만 초능력도 생명이 붙어 있어야 쓸 수 있는 것이다. 생명을 좌우하는 것이 건강이다. 그러므로 건강을 잃어가면서까지 초능력을 얻기 위해 무리하게 수련하는 것은 매우 어리석은 짓이라고 볼 수 있다.

5. 기 수련 시의 마음가짐

기에 특별한 의미를 부여하는 사람들이 있다. 기를 신과 연관시키기도 하고, 하늘의 뜻이라는 모호한 말을 하기도 하고, 특정한 종교나 특별한 별이나 외계인 등과 연관되어 있다고 주장하기도 하고, 어떤 특정한 장소에 기가 많이 모여 있다고 하고, 또는 선택된 사람만이 기를 느낄 수 있다고 하면서 자기 스스로를 신격화하거나 미화시켜 사람들의 판단에 혼란을 주고 있는 사람들도 있다.

이런 생각들은 모두 자연을 모르고 하는 소리다. 자연은 치우치거나 부분적이거나 편애하지 않는다. 기도 자연의 일부이므로 공기처럼, 물처럼, 햇빛처럼 어디에나 있는 것이다. 다만 숫구멍처럼 몸이 열리는 수련을 해야 느낄 수 있을 뿐이다.

또 자연이란 스스로 이루어지는 세계지, 누군가의 조작이나 계획에 의해 만들어지는 세계가 아니다. 예를 들어 보자. 세상에는 많은 생명체들이 스스로의 먹이사슬에 의해 생태계의 균형을 이루며 살아가고 있다. 그런데 이러한 자연의 질서를 무시하고 초식 동물들이 불쌍하다고 무서운 육식 동물들을 모두 잡아 버린다면 어떻게 되겠는가?

인간들이 사는 세상도 마찬가지다. 인간들의 삶은 인간들이 꾸려나가는 게 가장 좋다. 그것이 가장 이상적인 삶이다. 이러한 인간 세상에 신이나 초능력자 또는 외계인 등이 간섭을 한다면 동물세계에 인간이 간섭하는 것처럼 인간 세상도 엉망진창이 돼 버리고 말 것이다. 물론 신 같은 것은 존재하지도 않지만 설혹 있다고 해도 식물과 동물, 인간과 신은 각각의 위치가 있는 것이니 인간의 잣대로 동물을 보지 말며, 신의 잣대로 인간을 보면 안 된다. 그러므로 이러한 이치를 모르고 나약한 생각으로 신이나 초능력자에게 의지하려는 생각 또한 매우 어리석은 짓이라 할 것이다.

진정 깨달은 사람, 진정한 신이 있다면 잡귀나 잡신과 같이 결코 자연의 질서를 깨뜨리는 어리석은 짓은 하지 않을 것이니, 이러한 이치를 깨달아 자기 앞에 놓인 어려움을 스스로 극복하려는 노력을 포기하고 신이나 초능력자에게 의지만 하려는 나약한 생각은 속히 버려야 할 것이다.

자연은 매우 정확하다. 물론 신, 귀신, 영혼 따위는 실제로 존재하지 않고 사람의 생각으로 만들어낸 것들이지만 만약에 그런 것들이 존재한다고 해도 그들 역시 자연의 일부이므로 질서를 어기면 그 대가를 받지 않을 수 없는 것이다.

누구나에게 적용되는 현상이 아닌 것들 즉, 증명할 수 없는 것은 말하지 말자. 그렇지 않으면 끊임없는 시비가 일어나기 때문이다. 나는 이 책에서 '사람은 모두 죽는다'와 같이 확실히 증명될 수 있는 말만 하려고 한다. 명확하지 않은 것들, 애매모호한 것들을 멀리하라. 분명하고 확실하고 뚜렷한 것들만이 진리이기 때문이다.

이제 결론을 내려 보자. 기 수련은 자기 자신을 찾는 수련이다. 인간은 위대한 능력과 무한한 가능성을 갖고 있다. 남들만 그런 것이 아니고 나 역시 위대하고, 훌륭한 것이다. 따라서 남들만 우러러보다가 고귀한 일생을 헛되이 보내지 말고 자기 자신의 잠재된 능력을 찾아야 할 것이다. 자신의 잠재된 능력을 찾으려면 오직 자기만을 보아야 한다. 신, 성인, 위인, 스승, 이들은 모두 남이다. 남을 보면 자기를 볼 수 없다. 볼 수 없으니 찾을 수도 없다. 그러므로 자연의 질서에서 벗어난 말들에 현혹되지 말고 자연의 질서에 따라 자신을 찾아가는 것, 이것이 기 수련에 임하는 올바른 마음가짐이라 할 것이다.

6. 숫구멍 열기 수련법

이제 기 수련에 들어가기 위한 기본적인 설명은 그치고 본격적으로 숫구멍을 열어 기를 느껴보도록 하자.

1) 갓난아이의 숫구멍을 볼 수 있다면 한 번쯤 봐서 대충의 위치와 움직이는 모양을 관찰한다. 대충의 위치는 머리 위 정중앙에서 이마 쪽으로 조금 내려온 곳에 있다.

2) 자세는 자유다. 앉거나 서거나 누워서 하거나 의자에 앉거나 아무 상관없다. 호흡은 몸에 맡기고 호흡이 어떻게 변하든 전혀 염두에 두지 않는다. 즉 숫구멍 열기는 호흡과 자세에 무관하다는 뜻이다.

3) 적당한 자세를 취했으면 자기 머리 위 숫구멍 근처에 콩알만한 가상의 구멍을 만들고, 의식적으로 그 구멍을 동전만큼 넓혔다가 다시 콩알만큼 작아지도록 반복하면서 자기 몸 쪽으로 기운을 끌어당긴다는 상상을 한다. 그러면 그 근처에서 어떤 기운을 느낄 수 있을 것이다. 기운을 느끼는 곳이 자기의 숫구멍 위치다.

4) 수련이 진전되면 숫구멍으로부터 들어오는 기운이 점점 더 강해질 것이며, 수련이 더욱 진전되면 의식적으로 숫구멍을 조절

하지 않고 단지 그곳에 의식만 집중해도 숫구멍이 저절로 넓어지고 좁아지면서 허공으로부터 기를 끌어들일 것이다.

5) 수련이 더욱 진전되면 입을 마음대로 움직여 공기를 흡입하듯이 숫구멍을 입처럼 조절할 능력이 생기게 될 것이다. 따라서 이 정도의 수준에 이르면 책이나 TV를 보면서도 또는 간단한 일을 하면서도 얼마든지 숫구멍으로부터 기를 끌어들일 수 있는 것이다. 숫구멍을 임의로 조절할 수 있다는 것은 매우 큰 의미를 갖는다. 기존의 수련법들은 대개 어떤 정신(의지, 관념, 의식)만으로 기를 운행하지만 숫구멍 열기에서는 정신과 몸을 동시에 활용할 수 있다. 이렇게 정신과 몸을 같이 쓸 수 있다면 어떤 의지나 정신력 하나만으로 기를 운행하는 것보다 훨씬 수월하고 효과적일 것이다.

6) 수련이 더욱 진전되면 숫구멍에 단 한 번만 힘을 주어도 마치 갓난아이의 숫구멍과 똑같이 수련자의 숫구멍이 저절로 커졌다 작아졌다 하며 또 진동하기도 하면서 기를 끌어들이게 될 것이다. 물론 머리뼈는 굳어서 움직이지 않지만 숫구멍으로부터 들어오는 기운으로 인해 숫구멍이 움직이는 것처럼 느껴지는 것이다.

7) 수련이 더욱 진전되면 숫구멍이 점점 넓게 확대 되고 또 몸의 여러 곳이 숫구멍처럼 열려 숫구멍에서 느끼는 기운과 똑같은

기운을 느낄 수 있게 될 것이다.

8) 숫구멍으로부터 더욱 강한 기가 들어오고 뒤에 소개하는 수련법들을 병행해서 수련하면 숫구멍이 더욱 크게 열리게 될 것이다.

9) 숫구멍 열기 수련 시 손 자세

손바닥도 숫구멍처럼 기가 잘 느껴지는 곳이다. 사람이 많은데서 수련 할 때는 할 수 없으나 혼자서 조용히 수련 시에 손바닥은 하늘을 향하도록 한다.

숫구멍이 강하게 열리면 바쁜 현대생활에서 굳이 따로 시간을 내서 수련할 필요가 없다. 숫구멍을 열어 기를 강하게 느끼면 일상생활에서 언제든 기 수련이 가능하기 때문이다. 아래 자세는 시간의 여유가 있을 때의 수련자세다. 숫구멍이 강하게 열리면 굳이 손바닥 수련을 무시해도 되므로 너무 손에 집착하지 않도록 한다.

① 서서 할 경우

두 팔을 배꼽 높이까지 들고 두 손바닥을 쟁반 받치듯이 하늘을 향해 든다.

② 앉아서 할 경우

두 손을 양 무릎 위에서 손바닥이 하늘을 향하게 한다.

③ 누워서 할 경우

두 손바닥이 하늘 향하도록 방바닥에 놓는다.

7. 기 체험 시의 느낌

1) 몸의 한 부분이 무언가로부터 눌리는 듯한 느낌

2) 몸의 한 부분이 뜨겁거나 차가운 느낌

3) 시원한 바람이 몸을 통과하는 듯한 느낌

4) 몸의 한 부분이 전기처럼 짜릿해지는 느낌

5) 몸 주변을 자장 같은 것이 감싸는 느낌

6) 몸을 무언가가 감싸며 파도처럼 일렁이는 느낌

7) 무언가가 몸에서 빠져나가는 듯한 느낌

8) 몸의 한 부분이 뻥 뚫린 듯한 느낌

9) 머리나 이마로 빛이나 바람이 들어오는 느낌

10) 몸이 더없이 편안하여 시간을 초월한 듯한 느낌

위와 같은 느낌을 모두 느낄 수도 있고 몇 가지만 느낄 수도 있다. 또 위에 열거한 것 이외의 다른 현상으로 나타날 수도 있을 것이다. 하지만 열심히 수련했는데도 아무것도 느낄 수 없다면 무언가 잘못된 것이므로 처음부터 차분히 검토해 봐야 할 것이다.

8. 숫구멍 열기 수련이 잘될 때의 현상

숫구멍에 강한 기가 느껴지기 시작하면 개개인의 체질에 따라 여러 현상이 나타나게 된다. 체질은 백 사람이면 백 사람 모두 다른 것이니 서양이나 동양 학자들이 분류한 사상, 팔상 체질, 음양오행 체질, 혈액형 체질론 등과는 전혀 관계가 없다. 또 기가 들어오거나 기가 흐르는 현상을 한의학에서 말하는 그 어렵고 복잡한 경락 이론으로 해석하려 하지 말기 바란다. 기라는 것은 고정된 길만을 흐르는 것이 아니고 어디든지 자유롭게 오고 가기 때문이다. 그러므로 기존의 어떤 지식으로 우리 몸을 해석하려는 어리석음을 버리고 그 어떤 고정관념도 없이 자기 몸이 세상에 단 하나뿐인 우주라고 여기고 모든 지식을 버리고 어린아이의 눈으로 보듯 자기 몸을 있는 그대로 관찰해 주기 바란다.

숫구멍이 열려 기를 강하게 느끼게 되면 수련자의 체질에 따라서

여러 가지 현상이 일어난다. 아래 열거하는 현상들은 수련 중에 보편적으로 일어날 수 있는 현상들일 것이다.

① 몸이 무중력 상태로 떠 있는 것 같은 느낌
② 공기 방울 같은 것이 몸 안을 돌아다니는 듯한 느낌
③ 몸이 연처럼 한없이 위로 올라가는 듯한 느낌
④ 자기 몸이 팽이처럼 빙빙 도는 듯한 느낌
⑤ 몸이 해파리처럼 수축과 팽창을 반복하는 느낌
⑥ 어디론가 한없이 빨려 들어가는 듯한 느낌
⑦ 우리의 의지로 움직일 수 없는 근육이 저절로 움직이는 느낌. 또는 실제로 이러한 현상이 일어남.
⑧ 공에 바람이 들어갈 때처럼 몸이 어떤 기운으로 가득 차서 마치 공과 같이 빵빵해지는 듯한 느낌
⑨ 자기의 의지와 관계없이 몸이 마구 흔들리거나 누워서 수련 중에 상체가 저절로 일으켜지거나 내장이 저절로 움직이는 느낌. 또는 실제로 이러한 현상이 일어남.
⑩ 전기에 감전된 듯 짜릿한 느낌
⑪ 빛이 몸의 한 부분으로 들어오는 느낌

이외에도 여러 가지 현상이 일어날 수 있다. 하지만 어떤 느낌이 들거나 어떤 현상이 일어나든지 그 느낌은 말로 표현하기 힘들 정도로 놀랍고, 황홀하고, 상쾌하다. 이러한 현상은 수련자의 체질에 따라서 다르게 일어날 수도 있고, 또 수련자의 몸 상태에 따라서

수련할 때마다 다르게 일어나기도 한다.

숫구멍이 열려 기를 느낄 때 한의학이나 단전호흡 또는 인도의 요가 등에서 하는 방법 등으로 억지로 기를 돌리려 하지 말기 바란다. 숫구멍의 기는 그렇게 경락을 따라 가는 것도 아니요, 우리의 생각대로 돌릴 수 있는 것도 아니요, 호흡으로 조절할 수 있는 것도 아니다. 다만 숫구멍을 비롯한 몸의 곳곳에서 기를 느끼기만 하면 된다. 기가 우리 몸의 구석구석을 알아서 채울 것이다.

9. 숫구멍 열기 효과

숫구멍이 열려 기를 느끼게 되고, 그 기가 우리 몸에 들어오면 어떤 작용을 하는지에 대해서는 자연의 신비이므로 정확히 알 수가 없을 것이다. 그것은 기가 매우 신비한 존재이기 때문에 사람마다 느끼는 감각과 현상이 매우 다르기 때문이다. 그러므로 기가 우리 몸에 미치는 효과에 대해 '기 수련의 효과는 이것이다'라고 공식적으로 말할 수는 없을 것이다. 기가 우리 몸에 미치는 효과를 자세히 아는 방법은 오직 자기 몸을 잘 관찰하는 것이다. 그러다 보면 기가 자기 몸에 어떤 효과를 주는지 스스로 결론을 얻을 수 있을 것이다. 다만 아래에 열거하는 몇 가지 효과는 숫구멍 열기 수련 시에 나타나는 보편적 효과라고 볼 수 있다.

1) 건강을 얻는다

숫구멍을 비롯하여 우리 몸이 수련으로 열려 기가 느껴지게 되면 그 기가 우리 몸에 어떻게 영향을 미치는가에 대해서는 정확히 알 수가 없다. 그것은 마치 우리가 음식을 먹으면 우리 몸이 알아서 영양을 축적하고 배출하는 것과 같다. 단지 우리는 기를 느끼는 것이 중요하다. 기의 축적과 분배는 위대하고 신비로운 우리 몸이 할 것이다. 어쨌든 기가 들어오면 우리 몸은 매우 편안함을 느끼게 된다. 편안함이란 곧 자유로움이니 편안함이 거듭되는 동안 생각에 억눌렸던 우리 몸은 서서히 풀려나 신진대사가 원활해지며 균형을 되찾게 되므로 본래의 건강한 몸으로 돌아가게 될 것이다.

2) 지혜를 얻는다

숫구멍으로 기가 들어오면 그 기를 응시함으로써 자기도 모르는 사이에 여러 가지 생각으로부터 벗어나게 된다. 생각이 사라진 맑은 머리로 수련자는 그 어떤 난관도 해결할 수 있는 지혜를 갖게 될 것이다.

3) 잠재 능력이 살아난다

기란 매우 신비한 존재이므로 수련자는 자기도 모르게 잠재 능력이 살아나서 일반 사람들과는 다른 능력이 생길 수 있다. 하지만 앞에서 언급했듯이 이러한 것들은 억지로 추구한다고 해서 얻을 수 있는 것이 아니므로 너무 이러한 것에 집착하지 않는 것이 좋다.

4) 무한한 가치의 감각을 하나 더 갖는다

사람들은 다섯 가지 감각을 가지고 있다. 즉 눈으로 느끼는 시각, 귀로 느끼는 청각, 입으로 느끼는 미각, 코로 느끼는 후각, 피부로 느끼는 촉각, 이 다섯 가지다.

하지만 숫구멍이 열리면 이 다섯 가지에 한 가지 감각을 더 갖게 된다. 그것은 바로 온몸으로 기를 느낄 수 있는 기감이다. 기감을 갖게 된다는 것은 참으로 축복 받을 일이다. 기감 역시 시각, 청각, 미각, 촉각, 후각처럼 축복받기에 충분한 가치를 지녔기 때문이다.

생각은 적고 얕을수록, 감각은 깊고 풍부할수록 생명력을 향상시켜준다. 그러므로 감각을 하나 더 갖는다는 것은 매우 행복하고, 자유로운 일이다. 그것은 눈이나 귀가 멀어 시력이나 청력 등의 감각을 하나라도 잃어버린 사람이 얼마나 불편한 삶을 살아가고 있는 가를 보면 명확히 알 수 있는 것이다. 더구나 기감은 앞에서 언급한 다섯 가지 감각처럼 나이를 먹어감에 따라 점점 퇴화되는 것이 아니고 수련하기에 따라서 점점 발달하고 또는 수련자의 개성에 따라서 여러 가지 현상으로 다양하게 나타나는 것이니, 기감을 가진 사람은 한 차원 높은 생명력으로 세상을 살아갈 수 있는 것이니 그 가치는 돈이나 물질로 환산할 수 없을 정도로 귀한 것이다.

5) 절대적 행복을 얻는다

호흡이 어떻게 변하든 그것은 몸에 맡기고 숫구멍으로부터 들어오는 기를 온몸으로 느껴 보라. 햇살을 받으며 누워있는 한 마리 들짐승처럼, 쏟아지는 빗줄기에 온몸을 적시는 한 그루 나무처럼 숫구멍으로부터 퍼져오는 기운을 온몸으로 느껴 보라. 그것은 지금까지 느껴보지 못했던 전혀 새로운 감각의 세계다. 두둥실 떠오르는 듯한, 어디론가 한없이 빨려 들어가는 듯한, 때로는 소용돌이 치는 듯한 감각.

때로는 당신의 몸 어딘가가 마치 숫구멍처럼 열려 그곳으로 강한 기운이 들어오기도 하고, 때로는 당신의 몸 어느 곳에 강한 기운이 모이기도 하고, 때로는 당신의 몸이 저절로 진동하기도 하고, 심장을 응시하면 심장이 박동할 때마다 핏줄 하나하나에서 피가 흐르는 것이 느껴지기도 할 것이며, 때로는 당신의 내장이 자기 의지와 무관하게 움직이기도 할 것이다. 때로는 당신의 의지와는 전혀 상관없이 어떤 새로운 감각의 세계로 진입하기도 할 것이다. 때로는 해파리처럼 온몸이 수축과 팽창하는 경험을 하기도 할 것이다.

때로는 온몸에 마치 물에 물감을 떨어뜨린 것처럼 숫구멍으로부터 어떤 기운이 은은히 퍼져오는 것을 느끼게 될 것이다. 그리고 그 기운이 온몸에 퍼지게 되면 마침내 어떤 경지로 들어가게 된다. 그 경지는 말로 설명할 수도, 상상으로 짐작할 수도 없다. 이때는 마치 자기 몸이 공중에 떠 있는 듯한 느낌이 들기도 하고, 허공에서 사라진 듯한 느낌이 들기도 한다.

숫구멍이 열려 기감을 갖게 된 사람들은 지금까지 느껴보지 못한 새로운 세계를 만나게 된다. 그것은 다섯 가지 감각으로는 결코 얻을 수 없는 새로운 세계다. 그 세계에는 시비나 미추, 선악 따위가 없다. 그 세계는 상대적이 아닌 절대의 세계이기 때문이기 때문이다. 그 세계를 한마디로 표현할 수는 없다. 사람마다 모두 느낌이 다르기 때문이다. 다만 신비하고, 황홀하고, 아름다운 세계라고 말할 수 있을 것이다. 숫구멍이 열림으로써 만나는 기의 세계, 그 세계에서 당신은 몸과 마음의 절대적 행복을 맛보게 될 것이다.

6) 영원한 동반자를 얻는다

숫구멍이 열려 기를 느낀다는 것은 사랑하는 사람을 만나는 것처럼 삶의 커다란 의미를 갖게 될 것이다. 힘들 때, 우울할 때, 슬플 때, 고독할 때 숫구멍을 열어 보라. 아름다운 경치를 바라보듯, 빗소리를 감상하듯, 꽃향기를 맡듯, 숫구멍을 열고 기를 느껴 보라. 숫구멍으로부터 들어오는 기운이 당신을 어루만져 마음속 생각들을 잠재우고 본래의 고요한 마음으로 이끌어줄 것이다. 이것은 살아가는데 참으로 큰 힘이 될 것이다.

7) 무한의 에너지를 얻는다

기란 일종의 에너지다. 숫구멍으로 기를 느낀다는 것은 우리 몸에 기운을 불어넣는 것이다. 우리 몸에는 수많은 신경들이 거미줄처럼 얽혀 있다. 이것은 마치 전기선과 같고 기 수련은 바로 이 전기선 같은 신경에 전기와 같은 에너지를 보내는 것이라 볼 수 있다. 건강하지 않다는 것은 전기선과 같은 신경에 전기가 방전되고 있음이며 건강하다는 것이 수많은 신경에 충분한 기가 흐르고 있다는 것이다. 따라서 숫구멍이 열려 기를 느끼게 되면 그 전보다 훨씬 기운이 나고 남들보다 적게 먹거나 적게 자도 더 기운이 나고 예전보다 더욱더 힘이 나는 것을 뚜렷하게 느낄 수 있게 되는 것이다.

8) 노화가 늦춰진다

기란 에너지가 들어오면 예전보다 덜 먹고 덜 자도 힘이 난다. 또 더 일을 하거나 더 심한 운동을 해도 덜 피곤하게 된다. 이것은 그만큼 내장기관을 비롯한 몸이 피곤해지지 않는 다는 것을 의미한다. 그러므로 노화가 더디 오게 되는 것이다.

9) 몸이 열린다

위에서 소개한 것처럼 숫구멍이 열리면 우리 몸 여러 곳이 숫구멍처럼 열려 세상에 그 무엇으로도 환산할 수 없는 절대적 가치의 감각을 갖게 될 것이다.

10) 자유로워진다

건강하다는 것은 자유롭다는 것이다. 병이 들면 자유를 잃는다. 가고픈 곳 갈 수 없고, 하고픈 것 할 수 없고, 먹고픈 것 제한, 긴 휴식 등 여러 가지 제약이 따른다. 자유만큼 큰 가치를 가진 것이 어디 있을까.

제3장

울기

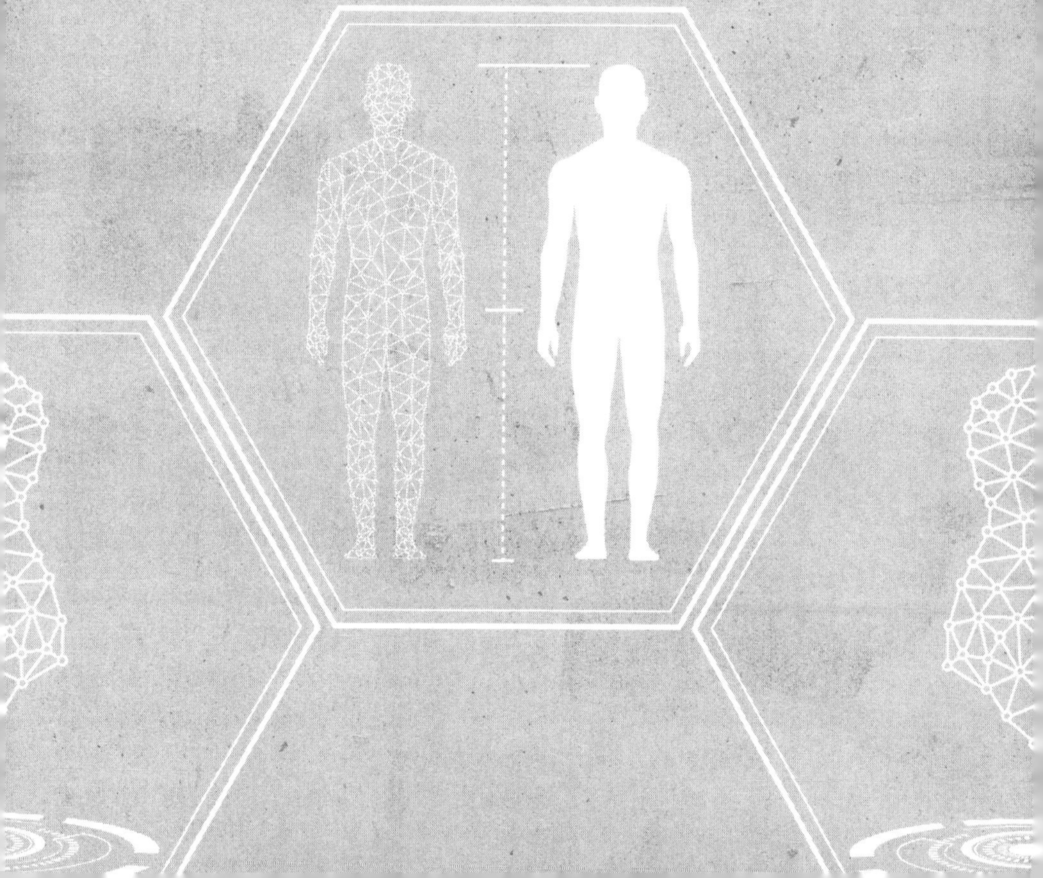

무제

진리는 가까이 있다 하면서
배낭만 꾸리네

자연은 위대하다 하면서
책장만 넘기네

아이들은 스승이라 하면서
회초리만 드네

길은 많다 하면서
앞만 보네

몸은 신비롭다 하면서
생각만 좇네.

울기란 아가의 울음에서 지혜를 얻은 몸 단련법이다. 몸 중에서 배를 튼튼히 하는 수련법이다. 앞으로 계속 강조하겠지만 배가 튼튼해야 건강한 것이고 건강한 사람은 배가 튼튼한 것이다. 그러므로 건강하고자 하는 사람들은 배를 튼튼하게 하려는 노력을 게을리하지 말아야 할 것이다.

1. 아가의 특징

갓난아이는 어른과 다른 두 가지 특징이 있다. 하나는 숫구멍이 열려 있는 것이요, 다른 하나는 자주 우는 것이다. 숫구멍이 왜 열려 있는지에 대해서는 앞에서 설명했으므로 생략하고 이 장에서는 갓난아이의 울음이라는 자연 현상을 통해서 울음이 배에 미치는 영향에 대해 알아보기로 하자.

2. 울음의 의미

아가는 태어나자마자 울기 시작해서 거의 백일 동안은 시도, 때도 없이 울어댄다. 아가가 왜 우는지에 대해서는 자연의 신비이므로 정확히 알 수는 없다. 다만 다음과 같이 짐작할 수 있을 뿐이다.

아가에게 있어 탄생은 엄청난 환경 변화다. 진공 상태인 자궁에서 밖으로 나왔을 때 아가는 큰 기압 차이를 느꼈을 것이다. 이것은 마치 어른들이 놀이 공원에서 낙차가 큰 기구(예를 들면 번지점프나 회전 열차)를 탔을 때 느끼는 충격과 비슷할 것이다. 이때 어른들이 큰 기압 차를 극복하기 위해서 배에 힘을 주고 큰 소리를 지르듯이 아가는 탄생이라는 환경 변화에서 오는 충격을 이겨내기 위해 배에 힘을 주고 큰 소리로 울어댄다고 볼 수 있는 것이다.

갓난아기가 시도 때도 없이 울어대는 또 한 가지 이유는 배를 튼튼히 하기 위함이다. 자궁 밖의 세상에서는 탯줄로부터 들어오던 영양을 소화기관을 통해 스스로 흡수해야 하므로 배 속에 내장기관을 튼튼히 만들 필요가 있기 때문이다. 그래서 자주 울어 소화기관이 어느 정도 튼튼해지면 차츰 우는 횟수가 줄어든다고 볼 수 있는 것이다.

또 아가는 탄생이라는 위기상황을 극복하고 소화기관을 튼튼히 하기 위해서도 울지만 높은 데서 떨어지거나 크게 부딪쳤을 때, 배가 고플 때, 놀랐을 때도 운다. 이렇게 울음은 아가에게 있어 위기를 극복하고, 새로운 세상에 적응하는 데 꼭 필요한 생명유지 수단이요, 지혜라고 볼 수 있는 것이다.

3. 울기 수련법

1) 자세는 서거나 앉거나 눕거나 자유지만 앉거나 서서 하는 자세가 가장 쉽다.

2) 호흡은 코로 한다. 아가가 울 때처럼 '아' 소리를 속으로 낸다.

속으론 '아' 소리를 내지만 세게 내뱉으면 실제로 귀에는 '크' 소리로 들릴 것이다.

3) 코로 숨을 낼 땐 마음속으로 '아' 하는 소리를 내는 것이 좋다. 그래야 배에 힘이 들어가고 배가 앞뒤로 충분히 움직이기 때문이다. 코로 호흡을 하면서 배를 보면 숨을 내 쉴 땐 들어가고 숨을 들이마실 땐 앞으로 나오도록 한다. 배가 앞뒤로 충분히 들어가고 나오길 반복해야 배 속 내장에 충분한 운동이 되고 강해질 것이다.

4) 누워서 할 땐 중력에 의해 배가 눌려서, 서서 하거나 앉아서 할 때보다 힘이 들고 배의 움직임도 적다.

[보충 설명]

- 울기를 확인해 보려면 갓난아이가 울 때처럼 '아' 하고 입으로 크게 소리를 내보면 울기의 요령을 즉시 깨달을 수 있을 것이다.
- 아가가 울 때처럼 소리를 내보면 배가 들어갔다 나왔다 하는 것을 눈으로 분명히 확인할 수 있을 것이다. 즉 '아' 할 때 입으로 숨이 나가면서 배에 힘 들어가고, '아' 하는 소리를 멈추면 입을 통해 숨이 들어오면서 배가 나와야 한다. 만약 이렇게 되지 않는다면 무언가 잘못하고 있는 것이니 호흡 요령을 다시 처음부터 잘 읽어 보기 바란다.
- 마음속으로 '아' 소리를 길게 하건 짧게 하건 상관없다.
  배에 힘을 약하게 주면 길어질 것이요, 강하게 주면 짧아질 것이다.
- '아' 소리가 주변 사람들에게 들리도록 할 필요는 없다. 마음속으로만 하거나 자기의 귀에 '크' 하고 들릴 정도만 한다.
- 사람은 각자의 폐활량과 몸 상태가 다르므로 무조건 오래 하려 하지 말고 배가 충분히 움직이고 힘이 들어가도록 호흡하는 것이 좋다.
- 숨을 다 내뱉고 들이마실 땐 가능한 빨리 많이 마시도록 노력한다. 그래야 배 운동이 더욱 잘 될 것이다.
- 울기 수련 시엔 반드시 한 번 숨을 내쉬고, 한 번 숨을 들이마시는 것이다. 만약 이렇게 하지 않고 자의적으로 수련하게 되면 가슴이나 배가 답답해지는 등의 이상 현상이 올 수가 있다. 울기 수련 요령은 매우 간단하지만 이것은 아가가 울 때와 완전히 같은 자연스러운 호흡법이며, 또한 필자가 오랜 시간 동안의 연구 끝에 얻은 결론이니 절대로 자의적으로 해석해서 수련하지 말기 바란다.
- 식사를 많이 한 후에 바로 울기를 수련하게 되면 식사 후에 뛸 때처럼 배가 당기면서 아프게 되니 이럴 땐 음식이 어느 정도 소화되어 배가 편안할 때 실행한다.
- 신체에 특별한 이상이 없는 한 코로만 숨을 마시고 내뱉는다.
- 수련 중에 숨이 차면 숨을 고른 후에 한다.
- 특별히 시간을 내어 할 필요는 없다. 버스를 기다리며, 엘리베이터를 기다리며, TV를 보면서, 독서 중에, 산책 중에 얼마든지 생활 속에서 수련할 수 있다.
- 어릴 적 우리가 배 아플 때 할머니나 어머니가 눕혀놓고 배를 문질러 주셨듯이 수시로 배를 만지는 것과 같은 이치니 매우 자연스러운 수련법이다.

4. 울기 수련 시 주의점

1) 울기는 자연스러운 수련법이므로 오래 해도 부작용이 없다. 또 자세와 시간과 공간의 제약이 없으므로 따로 시간을 내서 수련할 필요 없이 직장생활이나 일상생활을 하면서도 얼마든지 수련할 수 있을 것이다.

2) 울기 수련 중이나 수련 후에 혹시라도 가슴이나 배가 답답해지는 현상이 일어나면 즉시 수련을 멈추고 수련 요령을 처음부터 다시 한번 세밀하게 검토한 후 수련에 임해 주기 바란다. 그리고 수련을 다시 시작할 때는 충분히 쉬어서 이상 증세가 완전히 없어진 후에 다시 시작하도록 한다.

3) 숫구멍이 열려 있어 기를 느낄 수 있는 수련자는 울기 수련 시에 숫구멍을 열고 수련하면 숫구멍에서 더욱 강한 기를 느낄 수 있을 것이다.

5. 생활 속의 울기

울기는 생명력 강화와 신체 방어, 그리고 위기극복과 힘을 내는데 꼭 필요한 수련법이다. 그러므로 울기는 나서부터 죽을 때까지 누구나 하고 있는 것이므로 특별히 배우지 않아도 된다. 다만 무심히 지나쳤던 것을 확인해 보기만 하면 울기가 무엇이라는 것을 즉시 깨닫게 될 것이다.

생활 속에 나타나는 울기는 다음과 같다. 무거운 것을 들 때, 힘을 쓸 때, 소리를 지를 때, 노래를 할 때, 통증을 이겨낼 때, 소리내어 웃을 때, 기합을 지를 때 등등이다. 이처럼 울기는 본능적으로 우리 몸에서 일어나는 자연스러운 수련법이므로 부작용이 있을 수 없고, 누구나 바로 할 수 있는 수련법이다.

6. 울기 수련의 효과

울기가 우리 몸에 어떤 효과를 주는지는 자연의 신비이므로 우리의 생각으로 전부 알 수는 없을 것이다. 하지만 지금까지 검토한 것을 종합해 볼 때 다음에 열거하는 몇 가지 효과는 누구나 얻을 수 있을 것이다.

1) 내장기능 강화로 소화능력이 향상되어 음식을 적게 먹어도 그 음식이 완전히 소화·흡수되므로 힘이 날 것이다.

2) 음식을 완전히 소화시킬 수 있으므로 변이 좋아질 것이다. 변이 좋아지는 것은 변이 물에 뜨는가, 안 뜨는가로 분명히 구분할 수 있다. 좋은 변은 왜 물에 뜨는가. 그것은 음식이 완전히 소화·흡수되어 변이 지푸라기처럼 되어버렸기 때문이다. 따라

서 건강한 사람의 변은 거의 물에 뜨며, 병자의 변은 거의 가라앉는 것이다(변과 건강에 대해서는 뒤에서 상세히 설명할 것이다).

3) 배가 약해서 자주 배가 아프다고 하는 어린아이들은 수시로 아이의 배를 부모가 만져준다. 그러면 아이는 저절로 울기 수련을 한 것과 비슷한 효과를 얻게 될 것이기에 아이의 배가 매우 튼튼해질 것이다.

4) 울기 수련을 하게 되면 자기도 모르게 배로 호흡을 하게 된다. 배로 호흡을 하게 되면 저절로 내장운동이 되고 폐활량이 늘어난다. 어렸을 때는 누구나 배로 호흡하지만 나이가 들면서 가슴 쪽으로 호흡한다. 그러므로 배로 호흡을 하는 사람이 그렇지 않은 사람보다 생명력이 더 많다고 볼 수 있다.

제4장

몸 풀기

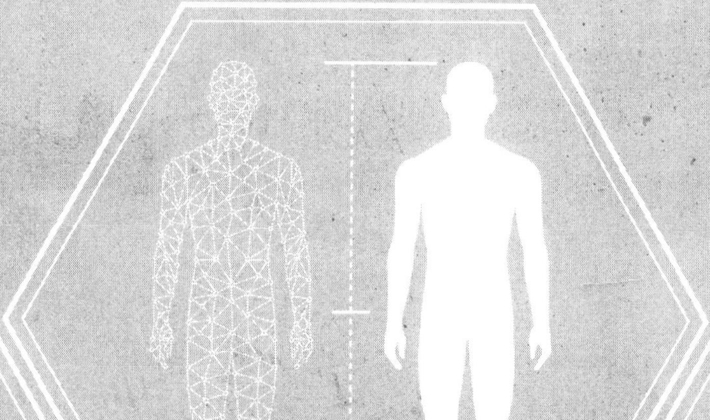

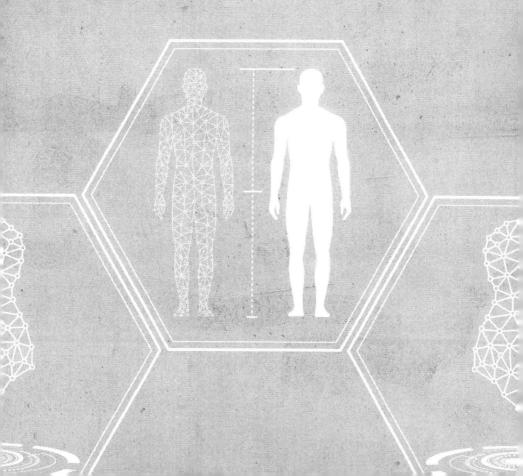

몸

네가 살아온 흔적들이
모두 여기에 있다

너의 기쁨 너의 눈물
너의 아름다웠던 사랑

너의 방탕 너의 분노
너의 지혜 너의 어리석음

너의 기억엔 없지만
몸에는 빠짐없이 적혀 있다

몸에는 또 네 부모
네 조상들의 삶이
고스란히 남아 있다

네 아이들이
몸에 기록대로 태어나듯이

너도 몸에 기록대로
살아가리라.

아이들과 어른의 차이는 부드러움에 있다. 아이들 몸은 부드럽지만 나이가 먹어갈수록 뻣뻣해진다. 그러므로 몸이 부드러운 사람은 그렇지 못한 사람보다 병에 대한 저항력과 장수할 가능성이 높다. 즉 생명력이 많다고 볼 수 있는 것이다. 아가들은 또한 손끝과 발끝이 강하다. 여기에 착안하여 만든 수련법이 몸 풀기다. 그러므로 누구나 몸을 수시로 풀어주어야 하겠지만 특히 고정된 자세로 일이나 공부를 하는 사람들은 수시로 몸 풀기를 하여 몸이 굳어지지 않도록 노력해야 할 것이다. 몸 풀기 수련 역시 매우 자연스러운 수련법으로 따로 배울 필요가 없을 만큼 쉽다. 단지 확인만 하면 될 것이다.

1. 몸 풀기 수련

1) 손목 돌리기

자세에 상관없이 양손의 손가락을 위로 향하고 양 손가락 전체를 손목을 중심으로 빠르게 돌린다. 아이들이 자랄 땐 뭐든지 만지고 가지고 놀려 한다. 왜냐하면 두뇌가 발달할 시기이기 때문이다. 그러므로 아이들이 손을 많이 사용하면 뇌가 더욱 많이 발달하고 어른들이 일을 하거나 취미활동을 해서 손을 많이 사용하면 치매에 걸릴 확률이 적다.

2) 손가락 꺾기

팔을 쭉 뻗어 엄지를 제외한 네 손가락을 바깥쪽으로 꺾는다. 좌우를 번갈아 가면서 한다.

3) 손 운동

아가가 손발을 움켜쥐고 울 때는 어른들도 그 손, 발가락을 펴기가 힘들다. 건강하다는 것은 끝이 강한 것이다. 그러므로 병은 끝에서부터 시작되는 것이라 볼 수 있으니 손 운동은 건강에 매우 중요하다. 우리가 초조하거나 긴장할 때 손을 쥐었다, 폈다하는 짓을 하는데 초조하거나 긴장할 땐 혈관이 수축되므로 자기도 모르게 손가락 운동을 하는 것이다. 그러므로 수시로 손 운동을 해 주면 혈액순환에 좋으며, 초조하거나 긴장될 때 손 운동을 하면 어느 정도 긴장이 해소되기도 한다.

손 운동은 여러 가지가 있을 것이다. 손가락 끝 누르기, 손바닥 비비기, 손 쥐었다 펴기, 박수치기 등등이 그것이다. 일상생활에서 즐겁게 손 운동을 하려면 악기를 연주하는 것도 좋은 방법이다. 거의 모든 악기는 손을 쓰기 때문이다. 요즘 노인들 중에 치매 환자가 많은 것은 손을 움직이지 않기 때문이다. 옛날 사람들은 뜨개질, 바느질, 다듬이질 등등으로 쉴 틈이 없어 치매에 걸릴 시간이 없었는데 현대는 모든 것이 자동이라 옛날과는 반대로 손을 움직일 틈이 없다. 그러므로 악기라도 연주해야 하는 것이다. 악기 중에서 가장 편하게 접할 수 있고 손과 손가락을 가장 많이 쓰는 것이 기타일 것이다.

4) 목 돌리기

목을 아래위로 좌우로 방향을 바꿔서 꺾고 돌린다.

5) 팔 돌리기

크게 원을 그리고 팔을 돌린다. 방향을 바꿔가면서 돌린다.

팔 전체를 돌리기 어려운 사람은 두 팔을 노 젓듯이 가슴까지 올리고 작은 원을 그리며 돌리면 된다.

6) 가슴 젖히기

두 팔을 가슴만큼 올리고 노 젓듯이 두 팔을 앞뒤로 움직인다.

7) 손바닥 등에 대기

한 팔을 등 뒤로, 한 팔은 머리 위로 돌려 등 뒤에서 손바닥을 등에 댄다. 좌우를 바꿔가며 한다.

8) 몸 좌우로 흔들기

선 상태에서 두 발을 11자로 벌리고 허리를 좌우로 흔든다.

9) 허리 젖히기

두 손으로 뒷짐을 지고 허리를 젖힌다.

10) 옆구리 젖히기

한 팔을 올리고 옆구리를 젖힌다. 좌우를 바꿔가면서 한다.

11) 배 두드리기

주먹을 가볍게 쥐고 주먹 안쪽으로 배꼽 좌우를 두드린다. 배꼽 좌우엔 대장이 있어 뱃심을 기르는 데 큰 효과가 있을 것이다. 너무 세게 두드리지 말고 자극만 줄 수 있도록 한다. 심하게 두드리면 탈장이 올 수 있기 때문이다.

12) 까치발 뛰기

양발을 적당히 벌리고 뒤꿈치만 들고 앞꿈치가 땅에서 떨어지지 않도록 조용히 뛰는 것이다. 몸 전체를 풀어주는 동작이다.

2. 몸 풀기 수련 시 주의사항

1) 호흡은 의식하지 않고 자연스럽게 한다.

2) 위에 소개하는 몸 풀기는 누구나 할 수 있는 최소한의 동작이다. 그러므로 좀 더 많고 어려운 동작 따위를 개인적 상황에 맞게 추가할 수도 있을 것이다.

하지만 몸을 부드럽게 한다고 나이와 관절상태를 고려치 않고 수련하면 자칫 부상을 입을 우려가 있다. 우리의 목표는 건강이지, 부드러움 자체에 있는 것이 아니다. 건강은 종합적인 것이므로 너무 부드러움에만 치우치는 것은 효율적이지 못하다.

3) 위의 몸 풀기는 하나의 독립적인 수련법이지만 다음에 소개하는 힘주기의 전단계로 응용하면 좋을 것이다.

3. 몸 풀기 효과

위에 소개한 몸 풀기 동작들은 매우 간단하다. 따로 시간을 내서 할 필요 없이 시간 날 때마다 꾸준히 수련한다면 건강과 질병예방에 많은 효과가 있을 것이다.

제5장

힘주기

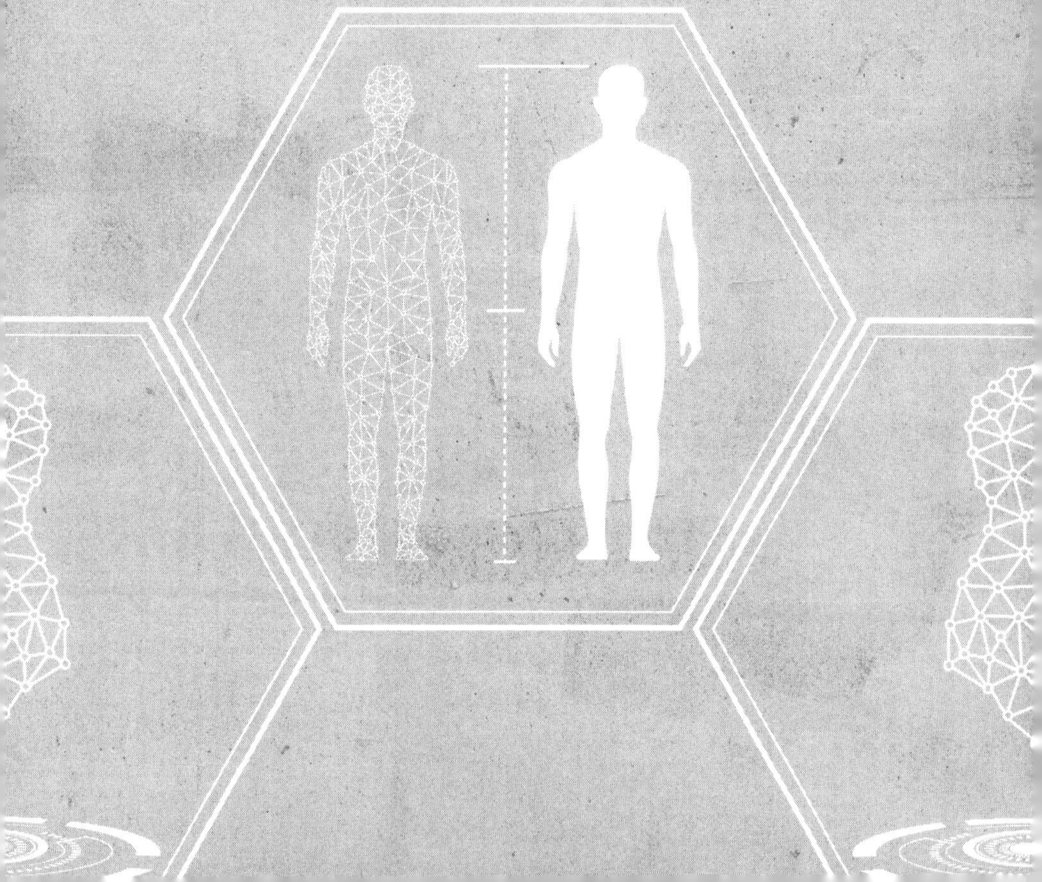

산

나무는 푸르고 싶을 때 푸르렀다가
붉어지고 싶을 때 붉어진다

꽃은 피고 싶으면 피었다가
지고 싶으면 진다

바람은 불고 싶을 때 불다가
멎고 싶으면 멎는다

바위는 앉아 있을 만큼 앉았다가
굴러가고 싶으면 굴러간다

물은 흐르고 싶은 만큼 흐르다가
멈추고 싶으면 멈춘다

새는 울고 싶은 만큼 울다가
날아가고 싶으면 날아간다

산에서는
모두가 이렇게 산다.

힘주기란 호흡을 통해 들어온 자연의 기운을 온몸에 분배하는 수련법이다. 힘주기는 아가가 어떤 물체에 크게 부딪혔을 때 아가에게 일어나는 현상을 보고 얻은 지혜다. 아가는 큰 충격을 받으면 두 손을 꼭 쥐고 온몸에 힘을 주고 얼굴이 빨갛게 되도록 숨을 참는다. 숨을 참고 온몸에 힘을 주는 것이 우리 몸에 어떤 작용을 하는가를 이 장에서 이해하고 생활 속에서 수련에 응용해 보자.

1. 힘과 숨과 배의 관계

아가가 높은 데서 떨어지거나 크게 부딪쳤을 때는 배를 단단히 하기 위해 울음소리조차 내지 않고 두 주먹을 꽉 쥐고 한동안 꼼짝도 않는다. 이런 현상은 다음과 같은 실험으로 즉시 확인할 수 있다. 자기 발의 안쪽 복숭아뼈를 주먹으로 아프게 쳐 보라. 세게 치면 칠수록 숨이 저절로 많이 마셔짐과 동시에 배에 강한 힘이 들어가는 것을 뚜렷이 느낄 수 있을 것이다.

또 한 손은 배에 대고 다른 한 손으론 벽을 밀어 보라. 벽을 세게 밀면 밀수록 배에 강한 힘이 들어가고, 더욱 힘을 주어 벽을 밀면 자기도 모르게 저절로 숨이 멈춰지는 것도 뚜렷이 느낄 수 있을 것이다.

그러므로 힘과 숨과 배는 서로 비례 관계에 있다고 할 수 있다. 다시 정리하면 힘을 세게 주려면 숨도 많이 들이마셔야 하며 또 힘을 세게 주면 그만큼 배에도 힘이 들어가 단단해진다. 그러므로 이렇게 배에 힘을 주고 숨을 참는 행위를 반복하면 배가 매우 단단하고 튼튼해지는 것이다.

2. 공기의 의미

몸이 찌뿌듯해서 기지개를 펼 때, 일이나 운동을 하기 위해 큰 힘을 쓸 때, 몸에 어떤 충격을 받아 그 충격으로 인한 통증을 참을 때, 우리 몸은 저절로 평소보다 많은 숨을 들이마시고 배에 힘을 준다.

공기에 어떤 성분이 있는지 알기 위해서 사람들은 현미경으로, 어떤 논리로 알려하지만 결코 공기 속에 있는 성분이 무엇인지 전부 알 수는 없을 것이다. 하지만 위와 같은 현상으로 볼 때, 공기와 우리 몸은 매우 밀접한 관계에 있으며 그 이유는 공기 중에는 우리 몸에 기운을 주는 어떤 성분, 통증을 이겨내거나 상처에 도움을 줄 수 있는 어떤 힘이 있기 때문이라는 것을 현미경 따위로 보지 않아도 충분히 짐작할 수 있는 것이다.

3. 배의 역할

이상과 같은 현상들을 종합해 볼 때 배에 대해서 다음과 같은 결론을 내릴 수 있을 것이다.

첫째, 배는 생명을 보호한다.

우리 몸은 위기상황이 오면 스스로 숨을 들이켜고, 배에 힘을 줄 수 있는 구조로 되어 있다. 그래서 우리가 높은데서 떨어지거나 크게 부딪쳤을 때 배는 순간적으로 숨을 들이켜고 강하게 압축하는 것이다.

이것은 배에 모여 있는 기운과 순간적으로 들이마신 공기 중의 기운을 신속히 상처 부위로 보내기 위함이다. 그래서 다시 올지 모르는 충격에 대비하고 또 충격에서 오는 상처를 최소화하여 위기를 극복하고 생명을 지키려는 자연스러운 현상인 것이다.

둘째, 배는 기운을 모으고 보낸다.

호흡을 하면 배에 기운이 모인다. 음식을 먹어도 배에 기운이 모인다. 반대로 힘을 쓰면 배에서 기운이 나간다. 그래서 힘을 많이 쓰게 되면 배에서부터 허기를 느낀다. 그래서 우리 조상들이 모든 중요한 장기들이 모여 있고 또 기운이 모인다는 의미로 '배' 라고 이름 지으신 것이다.

셋째, 배는 힘의 원천이다.

모든 힘은 배에서 나온다. 소리를 지르거나 무거운 물건을 들 때 배는 단단히 압축되어 배에 모여 있는 기운과 호흡을 통해 들어온 기운을 팔다리로 보내는 역할을 한다. 따라서 배가 허약하면 힘을 쓰지 못한다.

배가 튼튼하다는 것은 건강함을 뜻한다. 배가 튼튼한 아가는 힘차게 운다. 또 힘차게 울어야 배가 튼튼해진다. 악을 쓰며 우는 아가의 손과 발은 꼭 오므라져 있는데 이때는 어른들도 이 손과 발을 펴기가 쉽지 않다. 악을 쓸 때 배에서 강한 기운이 손과 발로 보내지기 때문이다.

넷째, 배는 내장을 보호한다.

팔다리는 끊어져도 살지만 배에 있는 내장기관들은 하나라도 없으면 살 수가 없다. 그러므로 우리 몸은 어떤 위기 상황이 생기면 저절로 숨을 들이켜고 배를 단단히 하여 배 속의 내장기관들을 위기나 충격으로부터 보호하여 생명을 지키는 것이다.

4. 힘주기의 필요성

힘주기는 생명력 강화와 신체 방어, 그리고 위기를 극복하고 활기를 얻는 데 꼭 필요한 수련이다. 그러므로 힘주기는 나서부터 죽을 때까지 누구나 하고 있는 것이므로 특별히 배우지 않아도 된다. 다만 무심히 지나쳤던 것을 확인해 보기만 하면 힘주기의 소중함을 즉시 알게 될 것이다.

문명이 발달하지 않은 옛날에는 자기도 모르게 수시로 배에 힘이 들어갔을 것이다. 왜냐하면 걷거나 일을 할 때 많은 힘을 써야 했기 때문이다. 하지만 문명의 발달로 현대인들은 힘을 쓸 기회가 매우 적어졌다. 따라서 현대인들의 배는 늘어질 대로 늘어져 있다.

배가 늘어지면 내장기관도 늘어져 힘을 쓰지 못할 뿐 아니라 음식을 먹어도 완전히 소화시키지 못해서 아무리 많이 먹어도 기운을 내지 못한다. 기운이 없으니 환경 공해를 이겨내지 못하고 질병에 시달리게 된다. 현대는 위기상황이다. 따라서 수시로 배를 강화시켜 놓지 않으면 환경을 이겨내지 못하고 낙오되고 말 것이다.

5. 힘주기 수련 시 호흡법

힘주기 수련은 앞에서 말했듯이 먼저 숨을 들이마신 상태에서 손발에 힘을 주거나 어떤 동작을 취하는 것이다. 숨을 들이마실 땐 입으로 하고 내쉴 때 코로 하는 것이다. 신체상의 특별한 이유가 없다면 이렇게 하도록 한다. 왜 이렇게 해야 하는지를 정확히 설명할 순 없다. 그것은 앞에서 언급했듯이 우리 몸이 어떤 강한 충격을 받는 위급 상황이 되면 저절로 이러한 숨쉬기를 하기 때문이다. 우리 몸이 위기에 처할 때 우리가 자기도 모르게 이러한 호흡을 하는 것은 다음과 같이 이해하면 좋을 것이다.

음식을 먹으면 한동안 우리 몸에 머물러야 소화가 되듯이 공기도 음식의 일종이라고 보고 한동안 우리 몸에 머무르게 한다고 이해하자. 또 코를 통해 숨을 내 보내는 이유는 마치 쌀을 씻을 때 물을 천천히 쏟아야 바구니의 쌀이 떠내려가지 않는 것처럼 코를 통해 내쉬는 숨은 우리 몸에 불필요한 찌꺼기라고 여기고 수련에 임하면 될 것이다.

1) 어떤 동작을 취하든 그 자세를 취하기 전에 입을 통해 적당히, 배가 편안할 만큼만 숨을 가능한 많이 들이마신다.

2) 숨을 들이마신 후 손발에 힘을 주거나 어떤 동작을 취한다.

3) 손발에 힘을 주거나 어떤 동작을 취한 상태에서 숨을 참을 만큼 참는다.

4) 숨을 참을 만큼 참았으면 손발에 힘을 풀거나 취했던 동작을 풀면서 코를 통해 숨을 내보낸다.

5) 몸에서 숨이 모두 나가면 처음부터 다시 반복하거나 다른 동작을 취한다. 눈은 가능한 감고 몸을 응시한다.

[보충 설명]

- 숨을 너무 오래 참으면 입으로 숨을 내쉬어야 한다. 그러지 않기 위해 코로 숨을 내쉴 수 있을 만큼만 참도록 한다.
- 힘주기 호흡 요령을 알려면 자기 발의 안쪽 복숭아뼈를 주먹으로 아프게 내리쳐 보라. 그럼 위에서 설명한 것과 똑같은 현상이 일어날 것이다.

6. 힘주기 수련법

이제 힘과 숨과 배의 역할과 관계에 대해 알았으니 본격적으로 힘주기 수련에 임해 보자. 힘주기는 매우 많은 동작이 나올 수 있으나 크게 나누면 당기기, 누르기, 들기, 셋으로 나눌 수 있다. 힘주기 수련 역시 특이하거나 어려운 동작이 아닌 매우 자연스러운 동작들이므로 확인만 하면 될 것이다. 힘주기 수련에 모든 동작들은 힘주기 호흡에 맞춰서 하면 된다.

1) 당기기

① 손가락 당기기

서거나 앉은 상태에서 양 손가락을 고리처럼 만들어 서로 힘껏 잡아당긴다. 손의 위치를 바꿔가며 수련한다. 가슴 앞, 등 뒤, 목뒤에서 할 수 있다.

② 손목 당기기

서거나 앉은 상태에서 한 손으로 다른 쪽의 손목을 잡아당긴다. 몸의 전면과 후면에서 여러 가지 자세로 할 수 있다.

③ 손등 당기기

서거나 앉은 상태에서 두 손을 엇갈려서 손등을 대고 잡아당긴다. 앞에서, 등 뒤에서, 머리 위에서 할 수 있다.

④ 팔 당기기

서거나 앉아서 양손을 깍지 낀 상태에서 팔 전체를 바깥쪽으로 당긴다. 앞에서, 등 뒤에서, 머리 위에서 할 수 있다.

⑤ 무릎 당기기

한쪽 다리를 들고 선 상태에서 두 손을 깍지 끼고 들고 있는 다리의 무릎을 힘껏 잡아당긴다. 스트레칭에서 흔히 나오는 동작이다.

⑥ 발목 당기기

엎드려 누운 상태에서 두 발목을 등 뒤에서 잡고 잡아당긴다.

2) 누르기

① 발꿈치 누르기

자세에 관계없이 두 다리를 쭉 뻗어 가지런히 모으고 양쪽 발꿈치를 붙여 강하게 누른다. 이 동작은 다리가 O자로 휘는 것을 예방해 주고 골반 교정도 해 줄 것이다.

② 무릎 누르기

의자에 앉은 상태에서 양 손바닥을 이용하여 양 무릎 측면을 강하게 누른다.

③ 주먹 누르기

두 손을 주먹 쥐어 무릎 사이에 넣고 양쪽 무릎으로 세게 조인다. 쪼그려 앉거나 의자에 앉은 상태에서 할 수 있다.

④ 엉덩이 누르기

선 상태에서 양 손바닥으로 엉덩이 양 측면을 강하게 누른다.

⑤ 배 누르기

양 손바닥을 포개서 배꼽 위에 대고 배를 누른다.

⑥ 옆구리 누르기

선 상태에서 엄지와 집게손가락을 V자로 만들어 양 옆구리를 누른다. 손가락의 방향을 바꿔가면서 수련한다.

⑦ 손가락 누르기

서거나 앉은 상태에서 손바닥을 대지 않고 양손의 손가락 끝만 붙여 힘을 준다. 건강한 사람일수록 손끝과 발끝이 강하다.

⑧ 손바닥 누르기

서거나 앉은 상태에서 양 손바닥을 마주 대고 힘껏 누른다. 가슴 앞에서, 등 뒤에서, 목 뒤에서 할 수 있다.

3) 들기

① 한 다리 앞으로 들기

선 상태에서 한 다리가 수평이 되도록 앞으로 쭉 뻗어 올린다. 양손은 좌우로 벌려서 몸의 균형을 잡는다.

② 한 다리 옆으로 들기

선 상태에서 한 다리를 들어 옆으로 쭉 뻗어 올린다. 역시 너무 높이 들지 않도록 한다. 발을 높이 들게 되면 몸의 균형을 잡기가 어려우므로 몸이 균형을 잃지 않을 정도만 들어 올린다. 그래도 몸의 균형을 잡기 어려울 때는 다리에 힘이 생길 때까지 벽을 짚고 수련한다.

③ 한 다리 뒤로 들기

선 상태에서 한 다리를 들어 뒤로 쭉 뻗어 올린다. 역시 발은 균형을 잡을 수 있을 만큼만 들어 올린다. 역시 손은 좌우로 벌려서 몸의 균형을 잡도록 한다.

④ 두 다리 위로 들기

눕거나 의자에 앉은 상태에서 할 수 있다. 의자에 앉아서 할 때는 두 다리가 수평이 되도록 쭉 뻗어 올리고, 누워서 할 때는 두 다리가 바닥에서 조금만 떨어지도록 들어 올리면 된다.

⑤ 두 다리 옆으로 들기

옆으로 누운 상태에서 두 다리를 위로 쭉 뻗어 올린다.

⑥ 두 다리 뒤로 들기

엎드려 누운 상태에서 두 다리를 위로 들어 올린다. 이것은 매우 강한 운동으로 배를 돌덩이로 만들어 줄 것이다.

7. 힘주기 수련 시 주의점

1) 눈을 감고 할 수 있는 동작은 가능한 눈을 감고 하면서 호흡으로 들어온 기운이 힘을 주고 있는 팔과 다리에 퍼지는 것을 응시한다.

2) 수련 시에는 가능한 글자, 숫자, 시계 따위를 보거나 외우면서 하지 않는 것이 좋다. 이렇게 하면 몸에 의식을 집중할 수 없으므로 자기도 모르는 사이에 무리를 할 수가 있기 때문이다.

3) 힘쓰기 수련 시에는 힘을 준 상태에서 가능한 숨을 오래 참는 것이 효과적이다. 물론 단 한 번에 어떤 효과를 얻기 위해 죽을힘을 다해 참으라는 뜻은 아니다. 몸이 편안할 정도로 여러 번을 오래 참아서 수련 효과를 얻어야 할 것이다. 하지만 그 기준은 개개인의 폐활량, 힘주는 정도, 나이, 체질, 질병 상태 등에 달라져야 하므로 따로 공식적으로 정할 수는 없을 것이다.

4) 힘쓰기 수련 시에는 몸의 전후, 좌우, 상하가 고루 발달할 수 있도록 각각의 동작들을 적절히 배치하여 수련한다.

5) 몸으로 힘을 쓰며 일하는 육체노동자들은 근육은 강화되지만 관절이 굳어질 수 있으므로 앞에서 소개한 몸 풀기 수련에 비중을 더 두어 수련해야 할 것이다.

6) 위에 동작들은 모두 팔다리를 이용하지만 환경이나 수련자의 신체적 특징에 따라서 팔다리를 쓰지 않고 단순히 숨만을 들이마시고 배에 적당히 힘을 주고 참는 호흡으로 수련할 수도 있다.

8. 숨 내쉬는 힘주기

젊은 사람은 앞에서 설명한 호흡법으로 수련을 하고 혈압이 높거나 나이가 연로하신 분들 또는 숨을 참는 것이 힘든 질병을 가진 사람들은 숨을 들이마신 후 참는 것이 아니라 입으로 숨을 들이마신 후에 즉시 코로 천천히 숨을 내쉬면서 힘주기 동작을 하는 것이다.

이 호흡도 자기 발의 복숭아뼈를 힘껏 쳐보면 알 수 있다. 처음에는 숨을 들이마시고 참다가 통증이 어느 정도 가라앉으면 그다음에는 배에 힘을 주면서 천천히 내쉬는데 바로 이 두 번째 호흡을 하는 것이다. 숨을 참는 힘주기보다 강한 수련은 아니지만 이 수련법도 같은 효과를 가져다줄 것이다.

9. 힘주기 특징

1) 힘주기는 일체의 기구를 필요로 하지 않는다. 오직 자기 몸 하나만 있으면 된다. 그러므로 때와 장소와 시간의 제약이 없는 매우 자유로운 수련법이다.

2) 기구를 사용하지 않으므로 환경 공해를 일으키지 않고 수련 시에 드는 경비가 전혀 없다. 사람들이 만들어내는 것은 그것이 하찮은 것일지라도 그것을 만드는 과정에서 많은 공해와 환경 파괴를 가져온다. 몸보다 훌륭한 도구는 없다.

3) 힘주기는 위에서 소개한 것처럼 어떤 시간을 정해서 규칙적으로 할 수도 있지만, 동작이 간단하고, 기구를 거의 필요로 하지 않으므로 직장일을 하는 중이나 일상적인 생활 속에서도 얼마든지 수련할 수 있을 것이다.

4) 힘주기는 맨손으로 하는 것이다. 맨손으로 하지 않고 어떤 도구를 사용하게 되면 무리할 수 있다. 무리하게 되면 관절과 근육에 부작용이 생길 수 있다. 어떤 일을 하든지 최소한의 방법으로 하는 것이 자연에 가까운 것이다.

5) 힘주기 동작은 매우 다양하므로 지루하지 않고 재미가 있다.

6) 힘쓰기 동작들은 매우 쉽다. 하지만 그 동작들이 근육 강화에 주는 영향은 매우 클 것이다.

7) 힘주기는 온종일 해도 몸에 무리가 가지 않는다. 다시 말하면 일과 같은 운동이라고 할 수 있다.

8) 힘주기는 이 책에서 소개한 기본적인 동작 외에도 여러 가지 동작들이 한없이 나올 수 있으니 수련자의 필요에 따라 얼마든지 가감해서 사용할 수 있을 것이다.

10. 힘주기 효과

1) 내장이 강화되므로 소화·흡수 능력의 향상으로 적게 먹어도 힘이 나고 변이 좋아질 것이다.

2) 호흡으로 들어온 기운이 온몸에 흡수되므로 수련 전보다 몸에서 기운이 많이 나는 것을 뚜렷이 느낄 수 있을 것이다.

3) 힘주기 수련 시 숫구멍을 열고 수련하면 숫구멍으로 들어오는 기운을 더욱 강하게 느낄 수 있을 것이며 숫구멍이 더욱 크게 열릴 것이다.

4) 힘주기를 수련하게 되면 호흡으로 인해 기운이 보충되고 근육이 강화되므로 혈액순환과 신진대사에 큰 도움이 될 것이다.

5) 기름을 쓰는 자동차는 사람과 흡사하다. 자동차에 기름, 전기, 공기가 꼭 있어야 하는 것처럼 사람도 마찬가지다. 앞에 숫구멍 열기가 전기를 보충하는 것이고, 우리가 먹는 음식이 기름이라면, 힘주기는 공기의 흡수력을 최대한 높이는 것이라고 볼 수 있다. 공기가 부족하면 아무리 기름이 많고 전기가 충전되어 있어도 자동차가 비실거리듯이 우리 몸에 공기 흡수력이 떨어지면 아무리 잘 먹어도 힘을 못쓰는 것이다. 따라서 공기 흡수력이 높아지면 적은 음식으로도 공기와 결합해서 에너지를 극대화시킬 수 있는 것이다.

제6장

몸 따르기

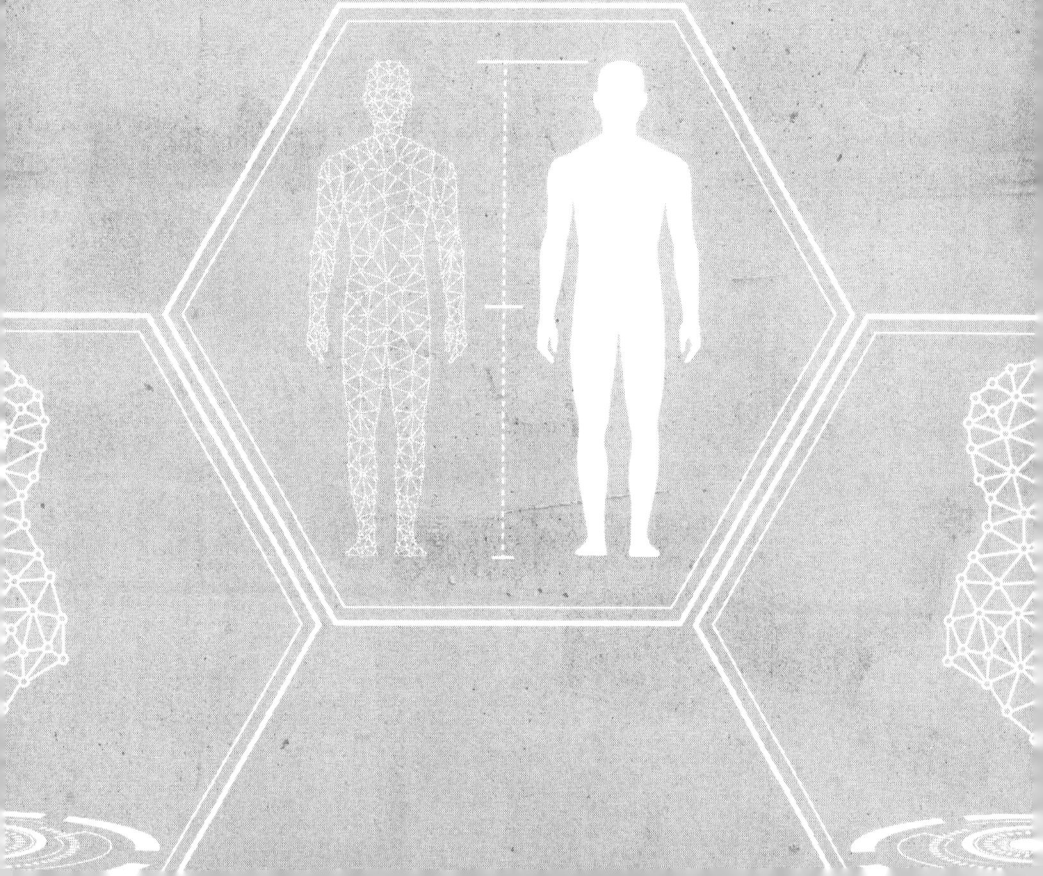

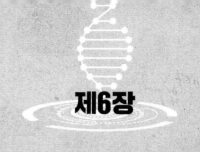

너

보이는 네가 있고
보이지 않는 네가 있다

알고 있는 네가 있고
모르는 네가 있다

보이는 네가 있어
보이지 않는 네가 있고

보이지 않는 네가 있어
보이는 네가 있다

보이지 않는 너는 얼마나 큰가
보이지 않는 너는 얼마나 깊은가

보이는 너로
보이지 않는 너를 보라

보이지 않는 너로
보이는 너를 보라.

몸 따르기란 말 그대로 몸을 따르며 살자는 이야기다. 왜 몸을 따라야 하는가. 우리의 생명이 몸 안에 있기 때문이다. 몸 밖에 있지 않고 몸 안에 있기에 몸을 따르지 않는다면 생명을 유지하기가 불가능하기 때문이다. 몸보다 완전하고, 사랑스럽고, 신비하고, 정교하고, 깊은 것은 세상에 없다. 따라서 몸을 따라 사는 것은 그 어떤 지식이나 생각을 좇는 것보다 훌륭한 삶이라고 할 수 있다. 그러므로 몸을 어기면 병을 얻지만 몸을 따르면 생명과 건강을 얻는 것이다.

아이들을 보라. 아이들은 지식이나 고정관념의 지배를 받지 않는다. 오직 몸의 요구대로 싸고, 먹고, 놀고, 잠자기에 항상 활기에 넘쳐 있다.

몸을 따르는 가장 좋은 방법은 몸을 잘 보는 것이다. 어떤 선입관이나 고정관념도 없이 몸의 요구에 응하면 되는 것이다. 그것이 몸을 따르는 가장 좋은 방법이요, 건강과 생명을 지키는 유일한 방법이다.

몸 따르기는 편의상 '몸 따라 생활하기'와 '몸 따라 식사하기'로 나누어 설명한다.

1. 몸 따라 생활하기

몸 따라 생활하기란 말 그대로 늘 몸을 보면서 생활하는 것을 말한다. 생활이란 건물의 주춧돌과 같은 것이니 생활이 바르지 못하면 그 어떤 방법으로도 건강과 생명을 유지하기가 어렵다.

하지만 사람들은 종교, 철학, 사상, 의학 등의 고정관념에 빠져 생명에 가장 기초가 되는 생활을 소홀히 한 채 이상한 수련법이나 기적이나 명약이나 비방 등에만 관심을 갖는 경향이 있는데 참으로 답답한 일이 아닐 수 없다.

우리는 때때로 매스컴을 통해 많은 사람들에게 널리 알려진 기 수련가나 건강 연구가들이 그리 많지 않은 나이에 갑자기 중병에 걸렸다거나 단명했다는 소식을 접하게 되는데 이것은 그들의 수련이 자연스럽지 못했던 것도 한 원인이겠지만 평소에 자신의 능력을 믿고 몸을 어기는 무리한 생활을 한 것도 큰 원인으로 작용했다고 볼 수 있는 것이다. 이렇듯 생활이 올바르지 못하면 그 어떤 수련이나 의학으로도 건강을 유지시키기가 힘든 것이니 건강에 있어 '몸 따르기' 삶은 그 어떤 수련보다도 소중하다 할 것이다.

1) 잠

생명을 유지하고 건강을 지키는 데 있어 잠처럼 소중한 것은 없다. 잠은 참으로 위대하고 신비하다. 잠을 통해서 우리는 새롭게 태어난다. 잠을 통해 우리 몸은 완전히 정화되고, 균형을 되찾기 때문이다. 술 취한 것, 피곤한 것, 여기저기 쑤시던 것도 잠을 푹 자고 나면 말끔히 사라진다. 그러므로 잠을 잘 자지 못하는 사람은 건강을 유지하기가 매우 힘들다.

우리 조상들이 '잠'이라는 낱말을 선택한 이유가 여기에 있다. 즉 아픔도, 슬픔도 자고 나면 잠잠해진다는 뜻이다. 뒤에 자주 언급하겠지만 한글은 참으로 깊이가 있는 위대한 글이 아닐 수 없다.

왜 푹 자고 나면 몸에 기운이 나는지에 대해서는 자연의 신비이므로 인간의 생각으로 정확히 알 수는 없지만 여러 가지 상황을 종합해 볼 때 다음과 같이 짐작할 수 있을 것이다. 잠잘 때 생각하는 사람은 없다. 생각은 우리 몸과 마음을 억압한다. 그러므로 잠은 곧 생각으로부터의 해방이다. 이때 우리 몸은 완전한 자연 상태로 돌아간다. 자연 상태, 그것은 곧 균형을 의미한다.

그러므로 잠을 푹 자고 나면 몸이 균형을 찾아 기운이 펄펄 나야 하는 것이 정상이다. 하지만 특별히 몸에 거슬리는 생활을 하지 않는데도 자고 나도 몸이 가뿐해지지 않고 오히려 머리가 아프다거나 잠이 모자란다거나 여기저기 결린다거나 온몸이 나른하다면 잠에 대해 세심히 점검해 보아야 할 것이다. 잠을 잘 자기 위해서는 오랜 시간 동안 자는 것보다 깊이 자야 한다. 깊은 잠을 자고 나면 오랜 시간 동안 선잠을 잔 것보다 몸이 훨씬 개운하다. 잠을 깊이 자기 위해서는 다음의 몇 가지 사항을 점검해 봐야 한다.

첫째, 잠자리다.

잠을 잘 자기 위해서는 우선 잠자리가 편안해야 한다. 편안한 잠자리가 되려면 두 가지를 주의해야 할 것이다. 먼저, 요즘은 대개 침대 생활을 하는데, 침대는 대개 방 한쪽 벽에 놓여진다. 오래 전에 지어진 방들은 대개 벽 쪽이 방 한가운데 보다 높으니 이렇게 놓인 침대에서 생활하는 사람들은 침대가 놓인 방바닥의 수평을 점검해 봐야 할 것이다. 방바닥의 수평이 기울어진 침대에서 오래 생활하다 보면 허리가 약해져서 허리가 자주 아프거나 디스크라는 질병에 걸릴 수 있으니 반드시 확인해야 할 것이다. 그리고 오래된 침대도 수평이 안 맞을 수 있으니 주의해야 할 것이다.

또 하나, 잠자리의 조건은 사람마다 다르겠지만 편안한 잠자리가 되려면 따뜻해야 할 것이다. 특히 우리나라 사람들은 따뜻한 잠자리는 필수 조건이다. 물론 나이나 체질, 계절 등에 따라서 달라지겠지만 대개의 한국인들은 수시로 열을 보충해 줘야 신진대사가 원활히 이루어지는 냉 체질을 갖고 있기 때문이다. 그것은 우리가 먹는 음식들이 대개 국, 찌개, 탕 등 얼큰하고, 뜨거운 것들로 주종을 이루고, 양념 또한 고추, 마늘, 생강, 파, 후추, 고추, 소금 등, 열이 나는 것들이 대부분인 것만 봐도 쉽게 알 수가 있는 것이다.

그러므로 나이가 많은 사람, 추위를 잘 타는 사람, 감기를 달고 사는 사람, 질병이 있는 사람, 기운이 없는 사람들은 이 점에 유의하여 자신의 잠자리를 세심하게 점검해 봐야 할 것이다.

둘째, 생활 습관이다.

잠을 잘 자기 위해서는 생활 습관도 돌아봐야 할 것이다. 사람은 야행성 동물이 아니므로 밤에 자는 것이 순리다. 그러므로 밤에 잠을 잘 자지 못하는 사람은 낮잠을 피해야 할 것이다. 또 잠을 잘 자기 위해서는 자기 몸을 잘 관찰해야 할 것이다. 잠은 개인적으로 모두 달라서 잠이 많은 사람, 적게 자는 사람, 초저녁잠이 많은 사람, 새벽잠이 많은 사람 등등이 있으며, 또 계절에 따라서도 수면이 달라지므로(겨울에는 밤이 길어 대개 수면 시간이 길어지고, 여름에는 반대로 수면 시간이 짧아진다.) 잠에 대한 고정관념을 버리고 늘 자기 몸을 기준으로 하는 생활을 하여 어떻게 해서든지 잠을 푹 잘 수 있도록 노력해야 할 것이다.

셋째, 일이다.

잠을 잘 자기 위해서는 적당한 활동을 해야 할 것이다. 물론 활동량은 사람에 따라서 모두 다를 것이다. 어쨌든 깊은 잠을 자지 못하는 사람은 자기의 활동량을 좀 더 늘려가면서 몸의 변화를 관찰해 봐야 할 것이다.

넷째, 식사량이다.

배부르게 먹는 것은 언제나 나쁘지만 특히 잠자리에 들기 전에 배부르게 먹는 것은 더욱 나쁘다. 배부른 상태에서 잠을 자면 아무리 많이 자도 피로가 풀리지 않는다. 그것은 배에 들어간 음식을 소화시키기 위해 우리 몸이 깊은 잠에 빠지지 못하기 때문이다. 깊은 잠을 자지 못하면 우리 몸은 완전히 정화되지 않기에 자고 나도 피곤함이 남는 것이다.

다섯째, 몸보기의 생활화다.

잠을 잘려면 생각으로부터 벗어나야 한다. 그래야 누우면 금방 잠잘 수 있고 깊이 잘 수 있다. 몸보기, 즉 '숫구멍 열기'를 생활화하게 되면 깊고 쉽게 잠에 이를 수 있다. 몸을 보면 생각으로부터 벗어날 수 있기 때문이다. 몸보기에 대한 자세한 설명은 뒷장에 자세히 알 수 있을 것이다.

2) 술과 담배

담배는 정도의 차이만 있을 뿐 누구에게나 몸에 해롭다. 담배의 해악이 크건 작건 간에 담배는 한마디로 지저분한 물건이다. 꽁초, 재, 가래, 연기, 질병, 산불 등등의 각종 공해를 만들어내기 때문이다. 뿐만 아니라 담배는 주위의 사람에게도 피해를 준다. 특히 같은 이불은 덮고 자고 배우자는 자기도 모르게 담배의 나쁜 기운에 오염되기가 더욱 쉽다. 담배를 한 대 피우면 약 20분에 걸쳐 서서히 니코틴이 흡연자의 호흡을 통해 입에서 나온다. 그러므로 그 주위 사람들은 자기도 모르게 흡연의 피해를 보게 된다.

그러므로 담배를 피우는 사람은 아무리 조심해도 남에게 해를 끼치고 있다는 사실을 명심해야 할 것이다. 특히 아이들과 비흡연 여성들이 주위에 있는데도 흡연을 하는 나쁜 짓은 절대 삼가야 할 것이다. 향기는 피우지 못할망정 온종일 악취를 내뿜는 삶이 돼서는 아니 될 것이다.

담배는 사람들에게 서서히 해를 주지만 술은 단 한 번에 돌이킬 수 없는 해를 줄 수 있다. 술로 인해 건강을 잃거나 패가망신하거나 불귀의 객이 된 사람이 어디 하나둘인가. 주정뱅이들로 인해 가족과 주위 사람들은 또 얼마나 깊은 상처를 받는가.

사람들은 술을 음식으로 여기고 대수롭지 않게 생각한다. 물론 술은 때때로 적당히 마시면 기분 전환도 되고, 대화의 매개체도 되고, 스트레스를 풀어주는 역할도 한다. 하지만 술은 매우 자극적인 음식이다. 자극적인 것은 모두가 우리 몸을 중독 시키니 담배가 그렇고, 술이 그렇고, 음란물이 그렇고, 마약이, 도박이 그렇다.

우리나라 사람들은 술에 관대한 관습이 있다. 이것은 매우 위험하므로 이제부터라도 바로 잡아야 할 것이다. 술은 대화의 매개체로 여기고 술을 마시기 위해 술을 마시지 않아야 한다. 대화를 위해 술을 마시더라도 취할 때까지 마시지 않아야 한다. 그리고 술을 마시다가도 수시로 자신을 돌아보고 취한 것 같은 느낌이 들면 더 이상 술을 마시지 말아야 한다. 술에 취한 사람은 더 이상 사람이 아니고 괴물도 아니고 악마에 불과하다는 것을 명심하고 술에 대한 문화를 완전히 바꾸어야 할 것이다.

최근엔 청소년들마저 술과 담배에 오염되어가고 있다. 참으로 안타까운 일이다. 청소년들이 이렇게 된 것은 모두 어른들 탓이다. 담배 연기를 내뿜으면서, 술 냄새를 풍기면서 그 입으로 아이들에게 훈계를 하니 아이들이 깨달을 수가 없다. 진정 청소년들의 음주와 흡연이 걱정된다면 본인 스스로부터 실천해야 할 것이다. 흡연이 어찌 청소년들에게만 나쁘겠는가? 술의 해독이 어찌 나이에 관계가 있겠는가? 과음하게 되면 청소년이나 노인이나 주정하는 것은 마찬가지가 아닌가? 선생님이 술과 담배를 안 먹는다면 그 학교의 학생들이 어찌 마구 술과 담배를 먹겠으며, 아버지가 술과 담배를 안 먹는다면 자식들이 어찌 술과 담배를 가까이 하겠는가? 어른들이 자중하지 않으면 청소년들은 결코 바른 길로 가지 않을 것이다.

우리는 가끔 주위에서 흡연을 즐기면서 기공, 단전호흡, 무술 연마를 한다거나 또는 도나 진리를 얘기하는 사람들을 보게 되는데, 이것은 참으로 한심한 일이 아닐 수 없다. 담배도 하나 끊지 못하는 사람이 무슨 수련을 하고 도와 진리를 논하는가? 술은 적당히 할 수 있을지 몰라도 담배는 반드시 끊어야 할 것이다. 담배를 끊고 위장병, 두통 등의 고질병이 나았다는 사람들을 나는 많이 보아 왔다. 금연은 그 어떤 수련보다도 월등히 나은 건강법이다. 말초도 제압하지 못하면서 어떻게 깊은 경지에 이르려 하는가.

3) 자세

자세는 매우 중요하다. 자세가 삐뚤면 척추의 변형을 비롯한 각가지 질병에 걸리기 때문이다. 나는 주위에서 늘 누워서 TV를 보던 아이가 성장해서 사팔뜨기가 된 것도 보았다.

올바른 자세가 몸의 상하 전후좌우를 균형 있게 유지하는 것이라면 바르지 못한 자세는 몸을 한쪽으로 치우치게 만드는 자세다. 자세는 일상적인 생활을 할 때뿐만 아니라 일을 할 때, 운동할 때, 공부할 때 그리고 수련할 때도 매우 중요하다. 자세가 바르지 않으면 조금만 일을 해도 피곤하고, 운동할 땐 부상의 원인이 될 수 있으며, 책을 볼 땐 시력을 버리고, 수련 시에는 진전은 고사하고 오히려 부작용만 얻을 수가 있는 것이다.

4) 운동

육식이 생활화된 서양 문화의 영향으로 사람들은 운동을 많이 하는 것이 좋다는 편견을 가지고 있다. 하지만 운동을 직업으로 하는 사람들의 수명은 다른 직업군에 비해 가장 수명이 짧다. 운동을 하면 심장이나 관절이나 근육을 무리하게 사용하기 때문일 것이다. 또 운동을 많이 하면 식사를 많이 한다. 식사를 많이 하면 내장이 일을 많이 하게 되니 내장의 노화도 빨리 올 것이다. 직업 운동선수라면 어쩔 수 없겠지만 그렇지 않다면 차라리 운동을 적게 하고 적게 먹는 것이 그리고 가능한 채식 위주의 식사가 여러 가지 면에서 효율적이라고 여겨진다. 음식을 잔뜩 먹으면 하루 만에 죽을 수 있지만 배가 고파서는 쉽게 죽지 않는 것만 보아도 약간은 배고프게 사는 것이 늘 꽉 채우고 사는 것보다 좋을 것이다.

5) 병에 대해

종교, 철학, 사상 등의 고정관념의 영향으로 사람들은 삶이 생로병사의 과정을 거친다는 고정관념을 갖고 산다. 그래서 병이 생겨도 자신의 삶을 되돌아보지 않고 그 병을 당연하게 받아들이려 한다. 하지만 병은 자연이 아니다. 자연적으로 산 사람들은 결코 병에 걸리지 않는다. 들짐승처럼, 한 포기 풀이나 꽃처럼 태어나서 한동안 성장한 후, 시간이 지나면 늙고, 때가 되면 저절로 죽을 뿐이다. 즉 생로병사(生老病死)가 아니고 생성노사(生成老死)다.

옛날이나 지금이나 우리 할머니나 할아버지들 중에는 병 없이 살다 돌아가시는 분들이 많이 계신다. 그분들은 돌아가시기 전날까지 밭일, 논일, 집안일 다하시고 주무시다가 돌아가셨다. 나의 할머니 역시 아흔이 다 되어 돌아가셨지만 나는 할머니가 돌아가시기 전까지 아파서 누워 계신 모습을 본 적이 없으며 오히려 돌아가시기 전날까지도 집안 청소를 하시던 모습이 기억에 생생하다.

할머니의 건강한 죽음으로 인해 나는 선사, 도사, 선생, 도인 등등의 실체에 대해 근본적인 의문을 갖게 되었다. 이들의 대부분은 그 칭호에 전혀 어울리지 않게 요절했거나 여러 가지 중병을 앓다 죽었기 때문이다.

그러므로 병이란 누구에게나 걸리는 것이 아니다. 병이란 몸이라는 자연을 역행할 때만 찾아오는 것이다. 병이란 결코 삶의 한 과정이 아닌 것이다. 따라서 병에 걸리면 자신의 삶이 무언가 잘못됐다는 것을 눈치채야 한다. 특히 깨달음이나 진리를 말하는 사람들은 병에 걸리면 부끄러워할 줄 알아야 한다.

병은 자연이 아니기에 병에 걸리면 복잡해진다. 병은 오랫동안 몸의 흐름을 거스른 생활을 한 데서 얻는 대가이기에 민간요법, 양의학, 한의학, 기 수련 등을 비롯한 그 어느 것으로도 완쾌를 장담할 수 없다. 설혹 이러한 치료로 인해 완쾌가 된다 해도 완쾌될 때까지의 과정이 너무도 힘들고 복잡하며, 또 이러한 치료들로 인해 병이 나아졌다고 해도 부자연스러운 생활을 계속하는 한 그것은 일시적인 현상에 불과하며, 때로는 그 병을 치료하려다가 오히려 오진, 의료 사고, 약의 오·남용 등으로 인해 더 큰 부작용을 얻기도 하는 것이다.

물론 인체의 불가사의한 능력에 의해 병원에서 불치병을 선고받은 사람들 중에서도 살아난 사람들이 있다. 그래서 가뭄에 콩 나듯이 살아난 사람들의 얘기가 책으로, 방송으로, 신문으로, 소문으로 과장되고, 상업화되고, 미화되어 많은 사람들에게 중병에 걸려도 치료만 잘하면 완치될 수도 있다는 생각들을 주입시키고 있다. 하지만 그런 사람보다는 치료의 효과를 전혀 보지 못하고 때론 치료하기 전보다 더 악화돼서 죽을 때까지 고통 속에서 산 사람들이 훨씬 더 많다는 사실을 알아야 한다. 따라서 병은 걸리지 않는 것이 최선의 치료다. 병에 걸리지 않기 위해서는 늘 몸을 따르는 생활을 해야 할 것이다.

6) 병에 걸렸을 때의 마음가짐

병은 몸의 요구를 외면할 때 찾아온다. 몸은 균형을 잡기 위해 목마름, 배고픔, 졸림 등등의 여러 가지 요구를 한다. 따라서 이러한 요구에 적절히 응답하지 않으면 그것이 누적이 되어 몸의 균형은 깨지게 되고 그 불균형이 병이라는 현상으로 나타나게 되는 것이다.

따라서 늘 자기 몸을 응시하는 몸보기를 생활화하다 보면 몸이 무엇을 요구하는지를 쉽게 알 수 있으므로 건강을 지키기가 그리 어렵지 않다. 하지만 몸을 보지 않고 생각에 빠져 살면 몸을 거스를 수밖에 없으므로 그 대가로 병을 얻게 된다.

병은 자연이 아니므로 병에 걸리면 복잡하고 어려워진다. 병에 걸리거나 몸에 이상이 생기면 사람들은 먼저 병원에 가서 자신의 병명을 알려고 한다. 하지만 그 병이 비록 암이라고 하더라도 안다는 것은 모르는 것만 못하다. 암에 걸렸다가 낫는 사람이 있는걸 보면 암세포도 감기의 세균처럼 몸이 어떤 균형을 잃으면 생겼다가 도 몸이 다시 균형을 찾으면 없어지는 게 틀림없다. 그러므로 당신의 몸에 이상이 있다면 병명을 알려하기 전에 먼저 몸의 균형을 잡아서 당신의 몸에 나타난 이상한 현상들이 없어지도록 노력하는 게 순서일 것이다. 몸이란 매우 정밀하고 예민하다. 따라서 몸에 이상이 올 때는 반드시 사전에 어떤 느낌을 감지할 수 있다. 피로, 무기력, 소화불량, 불면증, 변비, 설사 등등이다.

자신의 병은 자신이 스스로 만든 것이다. 그러므로 자신보다 훌륭한 의사는 없다. 그러려면 먼저 자신의 생활을 돌아보고 음주, 흡연, 과식, 과로, 과욕 등, 자신이 생명에 역행하는 생활을 하고 있지 않나 먼저 점검해 봐야 할 것이다. 그런 후에도 몸이 좋아지지 않으면 그때 여러 가지 수련법을 병행하면서 몸의 변화를 주의 깊게 관찰해야 할 것이다. 이렇게 스스로가 스스로의 질병을 치료하다 보면 그 과정에서 여러 가지 지혜를 얻어 세상 이치에 대한 깨달음을 얻게 되는 것이다. 그렇지 않고 감기 하나만 걸려도 의사를 찾는다면 죽을 때까지 깨달음을 얻지 못하는 노예와 같은 삶을 살게 될 것이다.

몸은 위대하다. 몸은 우리의 의지와 관계없이 스스로 완벽하게 몸을 완성했기 때문이다. 그러므로 우리 몸에는 살균 능력, 정화 능력, 상처치유 능력 등등이 완벽하게 갖추어져 있다. 그러므로 몸에 역행하는 생활을 멈추고 이 책에 실린 자연적인 수련법들을 수련해 본 후 그래도 병이 호전되지 않으면 그때 자연스러운 치료법으로 치료를 해 보고 그래도 낫지 않으면 병원을 찾는 것이 순서일 것이다. 물론 병에는 여러 가지 종류가 있어서 먼저 병원 치료나 약을 먹어야 하는 경우도 있을 것이다.

주변을 보면 과음과 흡연을 하면서도 수시로 보약을 지어 먹고, 정기적으로 병원에 가서 건강 진단을 열심히 받는 사람들을 흔히 볼 수 있다. 참으로 모순이 아닐 수 없다. 몸에 거슬리는 생활을 계속하면서 건강해질 수 있는 약이나 치료법이나 수련법은 이 세상에 없다. 만약에 그러한 만병통치약이나 만병을 치료할 수 있는 수련법이나 초능력자가 있다면 정말 큰일이 아닐 수 없다. 많은 사람들이 욕망의 유혹을 극복하려는 노력을 하지 않기에 이 세상은 더욱더 타락할 것이 뻔하기 때문이다.

어떤 사람들은 담배와 술을 좋아하는 사람들이 오히려 장수하는 경우가 더 많다고 하면서 담배와 술의 해악에 대해 의문을 제기하기도 한다. 하지만 술과 담배를 못하는 사람들이 단명하는 것은 선천적으로 몸을 약하게 타고났기 때문이요, 술과 담배를 좋아하면서도 장수하는 사람들은 원래 타고나기를 튼튼히 타고나서 술과 담배의 독성을 이겨내서 장수하는 것이지, 결코 술과 담배가 몸에 해로움을 주지 않아서가 아니다. 만약에 선천적으로 몸을 약하게 타고난 사람이 술과 담배가 몸에 해롭지 않다고 마구 먹어댔다면 훨씬 더 단명하게 될 것이다. 마찬가지로 술과 담배를 좋아하면서도 장수하는 사람들이 술과 담배를 멀리했다면 훨씬 더 장수할 수 있는 것이다.

7) 자연 치유력

우리 몸은 병에 걸리면 스스로 치료할 수 있는 자연 치유력을 가지고 있다. 살다 보면 가끔 몸 상태가 좋지 않을 때가 있다. 이럴 때 무조건 병원을 찾아 약을 먹지 말고 자신의 생활을 뒤돌아보고 몸을 유심히 관찰하는 것이 중요하다. 대개는 시간이 지나면 우리의 위대한 몸이 치료하기 때문이다. 약이라는 것은 가능한 자제를 해야 한다. 몸을 더 나쁘게 할 경우도 많기 때문이다. 또 약이라는 것 하나를 발명하기 위해 이루 헤아릴 수 없을 정도의 많은 동물들이 생체실험으로 죽어가기 때문이다. 생명이란 모두가 소중하기 때문이다.

8) 자연스러운 치료법

① 부항

혈액은 우리 몸에 산소 공급, 영양소 운반, 세포 재생 등의 역할을 한다. 우리 몸에 어혈(죽은피나 고름 등) 등의 노폐물이 끼면 혈액순환이 원활하지 못해 장기나 근육 등에 이상이 온다. 부항으로 우리 몸에 지속적인 흡입력을 주게 되면 어혈이 서서히 몸 밖으로 빨려 나오게 된다.

예전에는 부항을 붙이는 시간을 10분 이내로 했었다. 그러나 1990년에 발포부항이라는 새로운 부항법이 생겨났다. 발포란 물집이 생기는 것을 의미하는데 부항을 오래 붙이면 어혈(피고름, 노폐물)

이 있는 곳엔 반드시 물집이 생기면서 그 안에 흰색에서부터 검은색의 어혈이 생기기 때문이다. 그것은 1시간 때로는 2~3시간 이상까지 붙여놓는 부항법이다. 발포부항법은 1990년도에 김형렬이라는 분에 의해 알려진 방법이다. 이분은 간경화로 인해 의사로부터 시한부 삶을 판정받았는데, 오른쪽 갈비뼈 밑에 두 개의 부항을 붙이고 6시간 동안 잠이 들었다가 아침에 떼어 보니 그 안에 검은색 어혈이 가득 고인 것을 발견하고 병원에 가서 혈액검사를 했더니 간수치가 하루 만에 정상으로 돌아온 자가 치료 경험과 그 이후의 치료 경험을 바탕으로 다섯 권의 책을 출간했다. 지금 책은 구할 수 없지만 더 자세한 방법은 인터넷과 유튜브에서 '발포부항'으로 검색할 수 있으며, 간단히 요약하면 다음과 같다.

부항을 오래 붙이면 노폐물이나 어혈이나 병이 있는 겨우 반드시 노랗거나 붉거나 검은색의 물집이 생기는데 그때는 3~4시간 정도 지난 후에 나무로 된 이 쑤시게 따위로 터뜨린 후에 휴지로 닦으면 그곳에서 며칠 동안 누런 고름이 흘러내리다 딱지가 생기면서 낫게 된다.

소독약이나 피부약은 바르지 않는다. 그런 걸 바르면 피부가 더디 낫고 흉터가 남을 수 있다. 그리고 물집이 아물면 다시 그곳에 부항을 붙인다. 이것을 어혈이 나오지 않을 때까지 하면 된다. 한마디로 말하면 발포부항요법은 몸을 째지 않고 피고름만 빼내는, 피 안 흘리고 몸 안 째고 하는 매우 효율적인 수술이라 할 수 있다.

발포부항 요법에서 중요한 것은 사혈을 하지 않고 그냥 맨살에 붙이는 것이다. 사혈을 하게 되면 피가 많이 나와 오랜 시간 붙일 수가 없으며 대개 몸 깊은 곳에 문제가 있기 때문에 부항을 붙이는 것이므로 피부의 표면의 사혈이 그리 중요하지 않기 때문이다.

최근에는 공기를 빼지 않고 그냥 손으로 눌러서 살에 붙이는 실리콘 부항기가 나와 손이 닿지 않는 등이나 복숭아뼈 같은 곳에도 붙일 수 있어 더욱 편리하게 부항 치료를 할 수가 있게 되었다. 하지만 가능한 공기 빼는 부항기를 붙일 수 없는 곳에만 사용하는 것이 좋다. 실리콘 부항기는 흡입력이 약하기 때문이다. 실리콘 부항기의 지름은 대략 5센티, 6.5센티, 8.5센티, 10센티 등 크기에 따라 여러 종류가 있으며 지름이 큰 것이 흡입력이 강하므로 붙이는 곳에 따라 적당히 선택하면 될 것이다.

부항을 뜬 자리는 결국 흉터가 없어지지만 심하게 뜬 경우는 흉터가 사라지는데 몇 년의 시간을 필요로 하고 심하게 뜬 경우에는 완전히 사라지지 않고 희미하게 남아 있기에 흉터가 걱정되는 부위는 가려서 해야 할 것이다.

손끝이나 발끝처럼 공기 빼는 부항이나 실리콘 부항으로도 붙일 수 없는 곳은 공기 빼는 부항에 손가락이나 발가락에 적당한 플라스틱 용기를 접착제로 붙여 사용하면 될 것이다.

- 부항을 붙이는 자리

부항 붙이는 자리는 어렵지 않다. 종기 따위는 그 자리에, 결리는 곳이나 아픈 곳, 불편하다고 여기는 그 자리에 붙이면 된다. 부항은 매우 정확해서 몸에 이상이 없을 때는 아무리 오래 붙여도 물집이 생기지 않고 이상이 있으면 반드시 물집이 생기거나 피부색이 변한다.

위치를 잘 모르면 주변에 여러 개를 붙여 본다. 그러면 이상이 있는 곳에서만 물집이 생기거나 피부가 변색된다. 그렇지 않은 곳의 부항은 떼어내고 물집이 생기거나 피부가 변색되는 곳만 계속 붙여 놓는다.

안 좋은 곳	부항 붙이는 자리
위장	배꼽과 명치 사이
신장과 방광	신장은 등뼈를 중심으로 엉치 뼈 바로 위 등 쪽 허리부근에 붙인다. 방광은 배꼽과 치골 사이 중간에 붙인다. (사진 참조)
간	오른쪽 갈비뼈 아래 부분
심장이나 가슴	젖꼭지와 젖꼭지 한가운데, 왼쪽 심장 옆 갈비뼈 부근
폐	양 젖꼭지 5센티 위와 폐 주변
장	배꼽을 중심으로 좌우와 아래위, 몸 앞쪽만 아니라 등 뒤쪽도 붙여본다.
기관지	목젖에 붙일 때는 반드시 누워서 해야 한다. 목에 힘을 빼야 하기 때문이다. 물집이 나올 경우에는 흉터가 오래가므로 목에 부항을 뜰 경우에는 이 점을 꼭 참고해서 뜨기 바란다. 김형렬 선생님의 책에는 목젖을 하면 위험하다 써 있으나 필자는 경험으론 조심하면 될 것 같으니 이 부근에 부항을 뜰 때는 각별히 유의하기 바란다.
무릎	무릎뼈 위 (무릎뼈 위에서 나오는 염증은 다른 곳과 달리 석회 빛의 하얀 색 어혈이 나온다. 참조하기 바란다.)
어깨	어깨 주변
손가락이나 발가락 염증	손가락이나 발가락에 적당한 플라스틱 용기와 일반 부항을 연결해서 사용한다. 손가락이나 발가락은 몸통보다 깊지 않은 편이니 사혈을 하고 해도 좋다.

일반 부항을 붙일 수 없는 어떤 곳도 플라스틱 통이나 두꺼운 비닐류로 특수 부항을 만들어서 붙일 수 있을 것이니 나름대로 연구하면 반드시 답이 나올 것이다(아래 부항 떴을 때의 사진들을 보면 많은 참고가 될 것이다).

• 부항을 붙이는 요령

대개 위장, 대장, 소장, 방광 쪽은 손으로 눌러보면 통증이 있거나 어떤 혹 같은 것이 만져진다. 이런 곳에 부항을 붙이면 많은 양의 어혈이 나올 것이다. 발포부항요법에 부작용은 없으며, 건강한 사람은 온종일 아무리 오래 붙여 놔도 물집이 생기지 않는다. 때로는 처음에 붙였을 땐 아무것도 안 나오다 두 번째 붙일 때 훨씬 많은 양의 어혈이 나오기도 하고, 1시간 동안 붙여도 아무것도 안 나오다 1시간이 지나면서부터 나오기도 한다. 앞에서 말했듯이 부작용은 없다. 다만 어혈이 나왔던 자리에 흉터가 문제인데 없어지는 데 몇 개월에서 몇 년의 시간이 걸리고 때론 오랜 시간이 흘러도 희미하게 남아 있기도 한다. 그러므로 얼굴 따위에 붙일 땐 그 점을 염두에 두어야 할 것이다. 어혈이 나왔던 자리에 연고 따위를 바르거나 소독을 하면 흉터가 더 오래가고 잘 안 없어진다.

빨리 낫고 싶을 땐 가능한 한 자주 부항을 붙이는 것이 좋다. 어혈을 빼낸 그 다음날 붙여도 상관없다. 며칠을 연속으로 부항을 붙여도 상관없다. 부항은 그만큼 안전하다. 어혈을 빼낸 자리에서는 며칠 동안 누런 진물이 흘러내리므로 면으로 된 속옷을 입는 것이 좋다. 병이 깊을수록 누런 진물이 흘러내리는 시일이 길어진다. 진물이 계속 나올 땐 흉터가 낫지 않은 상태에서도 부항을 다시 붙이는 것이 좋다. 그래야 더 빠르게 어혈을 제거할 수 있고 진물이 흘러나오는 시일을 단축시킬 수 있기 때문이다.

병이 깊을 땐 부항기에 가득 어혈이 고이기도 하고, 젤 같은 핏덩이 어혈이 나오기도 한다. 그 색은 병이 깊을수록 검은 빛을 띤다. 또 하얀 기름덩이가 나오기도 하고, 거품이 일기도 한다. 물집이 생겼던 자리는 대개 3~4일이면 딱지가 생기는데 만약 3~4일이 지나도 진물이 계속 나오거나 딱지가 안 생기거나 또 부항을 뜬 물집 자리가 아프거나 쓰리다면 그 부위에 아직 어혈이 남아 있다는 뜻이다. 이럴 땐 딱지가 생기지 않아도 그 자리에 다시 부항을 붙이면 많은 양의 피고름이 다시 나온다. 진물이 나오고 있는 상태에서 어혈을 붙이면 속에 있는 어혈들이 빠져나오느라 부항을 붙인 몇 분간은 통증이 매우 심하다. 몸속에 있는 어혈이 빠져나오는 데서 오는 통증이므로 몇 분만 이를 악물고 참으면 견딜 만하게 줄어든다.

부항을 붙이면 어혈이 있는 사람은 반드시 피부가 검붉게 변하는데 바로 이것이 몸에서 나온 피고름이요, 노폐물이다. 병이 심할수록 검은색을 띠는데, 며칠 지나면 그 검은색이 연해진다. 그럼 또 붙이고 또 붙이다 보면 나중에는 아무리 오랜 시간 부항을 붙여 놓아도 물집도 안 생기고 피부색이 변하지 않는다. 아주 건강해진다면 그렇게 된다.

병이 깊지 않을 땐 검은색이 아니고 투명한 물집이 생기는데 역시 물집이 안 생길 때까지 몇 번이고 부항을 뜬다. 혹시 부작용에 대해 걱정할 필요는 없다. 헌혈을 할 때는 이보다 훨씬 많은 양의 피를 뽑아도 이상이 없다. 또 병원에서는 몸을 째서 배를 열었다 닫는 수술까지 하는 것에 비하면 정말 아무것도 아닌 것이다. 붙이는 위치가 애매하거나 잘 모르면 대충 아픈 위치에 몇 개의 부항을 붙여 놓고 약 10~20분 경과한 후 붙인 피부가 검게 변하는 곳만 빼고 나머지 부항기는 떼어내면 된다. 혹시 피부가 거칠어서 잘 안 붙을 땐 화장품을 바르고 붙이면 잘 붙는다. 연세가 많은 노인이나 병이 심해서 기력이 약해지 사람에게는 한 번에 여러 개를 붙이지 않는다. 탈진할 수 있기 때문이다.

부항으로 어혈을 뽑아낼 때는 몇 번이고 붙여서 어혈이 안 나올 때까지 붙이는 것이 좋다. 이렇게 되면 어혈을 뽑아낸 자리에 새살이 돋느라 당분간 통증이 조금 남아 있을 수 있으니 그 자리에 무리한 힘을 주지 않도록 해야 한다. 병이 깊을 때는 몇 달에 걸쳐 빼내야 하므로 매일 하기가 힘들 때는 하루나 이틀 걸러 꾸준히 해주는 것이 좋다.

이상으로 김형렬 씨의 발포부항과 필자의 경험을 요약해서 정리해 보았다. 발포부항이라는 위대한 발견으로 많은 사람들의 건강에 지대한 공헌을 하고 있는 것이다. 하지만 어혈이 생기는 근본 원인들 즉 음주, 흡연, 과도한 스트레스 등을 찾아서 제거하는 것이 더욱 중요하다, 그렇지 않으면 어혈이 생기는 악순환이 계속 될 것이기 때문이다.

이 책을 읽고 스스로 발포부항을 하려고 결정한 사람들은 자신의 의지와 부항 뜬 자리를 주변 사람에게 보여주지 말고, 상처가 회복될 때까지 말하지도 말고 숨기는 것이 좋다. 다음 사진에서 보듯이 부항으로 인해 물집이 생기거나 어혈이 생긴 자리는 매우 보기 흉하고 징그럽게 보이기 때문에 이 책을 충분히 읽지 않은 일반 사람들은 당신의 부항 뜬 자리를 보거나 당신의 부항 뜰 의지를 알게 되면 당신을 대단히 이상한 사람으로 여기고 빨리 병원에 가서 치료를 받으라고 성화를 할 것이고 부항을 뜨지 못하게 말릴 수도 있으며 또 주변 사람들의 부정적 언행에 당신의 의지가 약해질 수 있기 때문이다. 발포부항법은 매우 혁명적인 방법이므로 이 책을 읽고도 선뜻 행동으로 옮기기가 쉽지 않을 것이다. 모쪼록 충분한 시간 동안 검토를 해서 행동하기 바란다. 필자에게 세상에 단 한 가지 가장 효율적인 건강법을 말하라면 나는 당연 '발포부항법'을 첫 번째로 추천할 것이다.

마지막으로 사족을 달자면 부항 뜬 자리에는 그 어떤 소독약이나 연고도 바르지 말기 바란다. 그런 것들을 바르면 오히려 염증이 나거나 흉터가 더 심하게 날 수 있기 때문이다. 명심하기 바란다. 부항기는 소독을 안 해도 상관없지만 걱정이 된다면 끓는 물에 몇 분간 삶아 쓰면 된다.

발포부항법은 매우 쉽지만 엄청난 효과를 볼 수 있다. 늘 말하지만 간단할수록 쉬울수록 진리에 가깝다. 그러므로 침이나 뜸보다 부항은 진리적인 건강법인 것이다. 더 상세한 것을 알고 싶다면 인터넷이나 유튜브에서 '발포부항'으로 검색하면 부항을 떴을 때 다양한 사진과 동영상과 더 자세한 설명들을 보게 될 것이다.

발포부항으로 스스로 병을 치료하고자 하는 사람들에게 마지막으로 덧붙이고 싶은 말이 있다.

발포부항은 매우 혁신적인 건강법이다. 따라서 그 효과는 놀라울 정도지만 다음에 열거하는 약점들을 가지고 있으니 염두에 두고 실행하기 바란다.

첫째, 부항에서 발포가 되어 어혈이 나오면 흉터가 오래간다.

둘째, 부항 뜰 때 병이 깊은 사람은 매우 아프다.

셋째, 한번 발포가 되면 중간에 그만둘 수가 없다. 발포된 그 자리에서 어혈이 모두 빠져나갈 때까지 그 자리에 딱지가 생기지 않고 진물이 계속 흐르고 발포된 자리가 손으로 누르면 아프기 때문이다. 또 병에 따라 3~4번만 빼주면 되는 사람도 있지만 병이 깊으면 매일 열흘 이상에 걸쳐 어혈을 빼줘야 하는 인내가 필요하기 때문이다.

이러한 점들에 유의하여 발포부항을 하고자 한다면 도중에 포기하지 않겠다는 큰 결심을 하고 해야 할 것이다. 그러기 위해서는 위에 설명한 주의 점들을 몇 번이고 읽어 보고 그래도 확신이 안 들면 인터넷과 유튜브에서 좀 더 많은 자료를 찾아보고 확신을 가진 후에 하기를 당부한다.

발포부항은 연결호스를 사용하면 혼자서도 얼마든지 할 수 있고, 부항기 한 세트만 사면 추가비용이 없으며, 그 효과는 침이나 뜸이나 한방이나 양방 그 어떤 것보다 우수하므로 늘 곁에 두고 죽을 때까지 자기의 주치의라 여기고 사용하기 바란다. 단 암은 발포부항으로 치료할 수 없다. 그러나 암을 비롯한 모든 중병은 염증으로부터 시작되므로 부항의 중요성은 참으로 중요한 것이다. 또한 염증이 자주 생기는 사람은 술과 고기와 과식을 멀리하는 것이 근본적인 치유법임을 알아야 할 것이다.

[부항 사진]

아래는 부항에 관한 사진들이다. 책은 필자가 가지고 있는 김형렬 선생님의 저서 네 권이고, 그다음 사진은 실리콘 부항기와 플라스틱 부항기, 그 아래는 부항을 떴을 때 사진들이다.

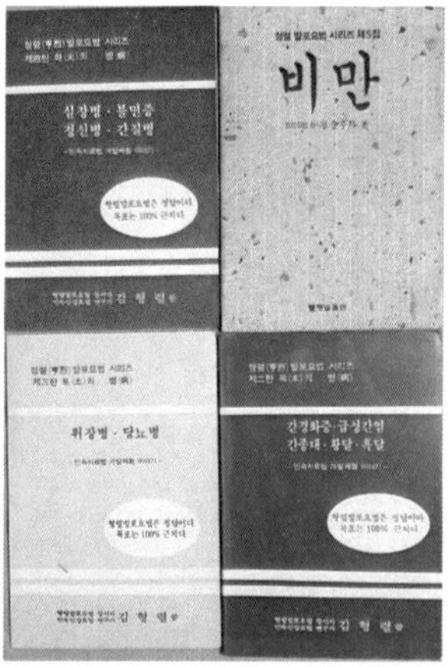

필자가 소장한 김형렬 선생님의 저서 네 권: 위 좌로부터 『심장병 불면증 정신병 간질병』 대학사 출판, 『비만』 행림출판, 『위장병 당뇨병』 대학사 출판, 『간경화 급성간염 간종대 황달 흑달』 명성문화사 출판

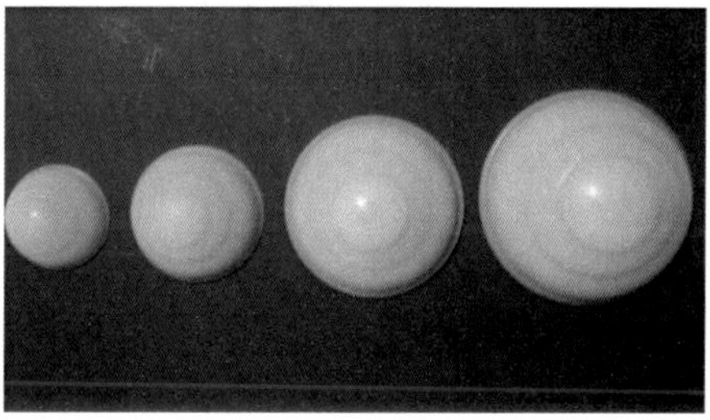

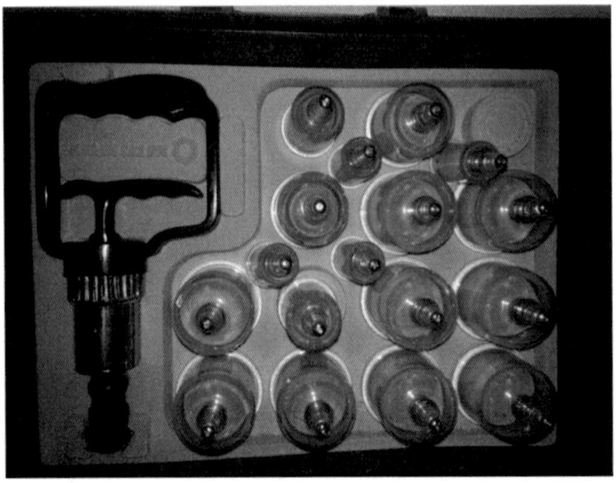

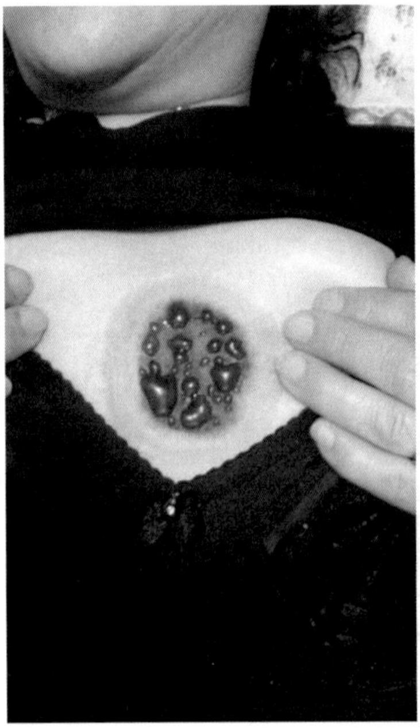

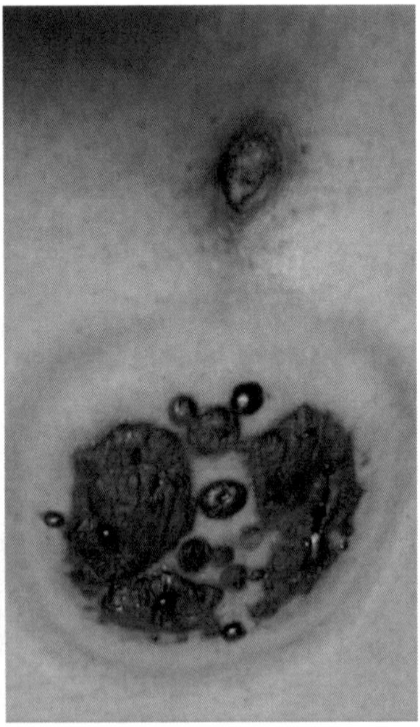

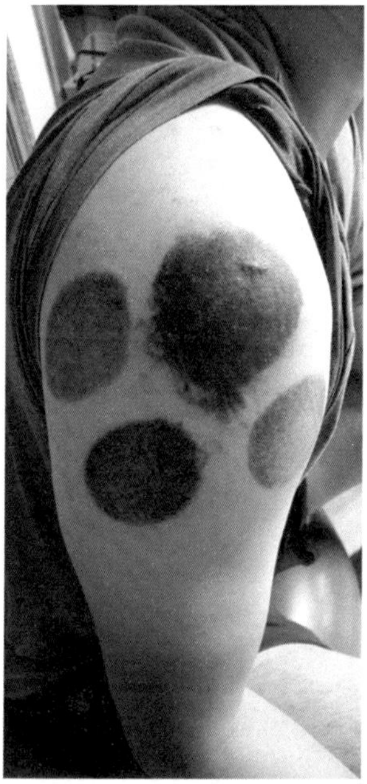

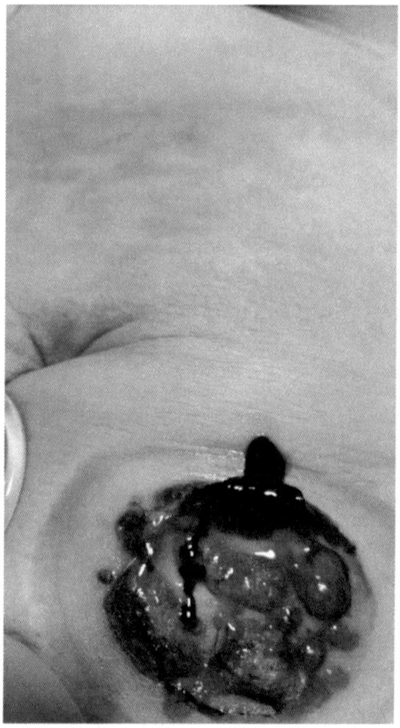

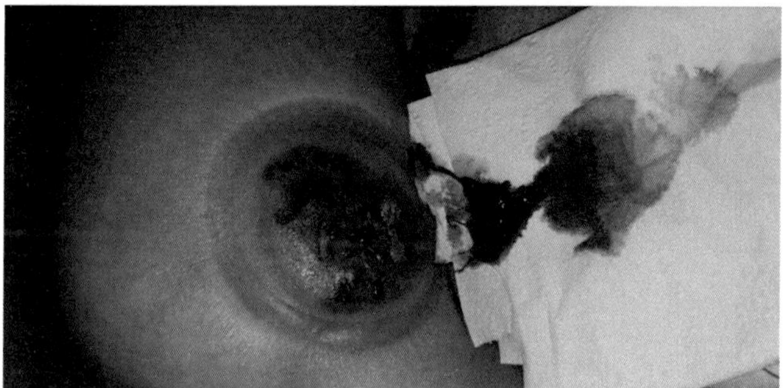

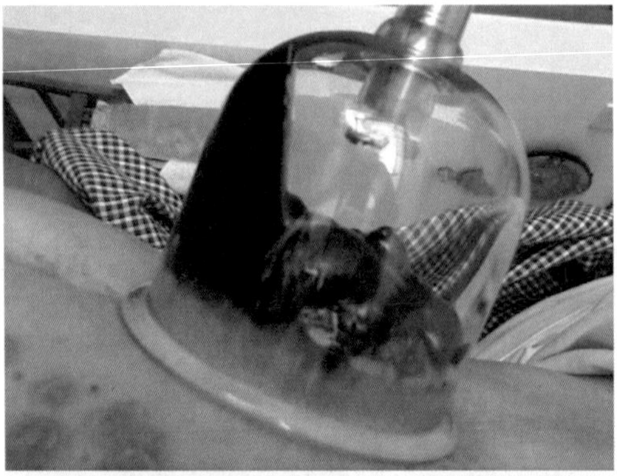

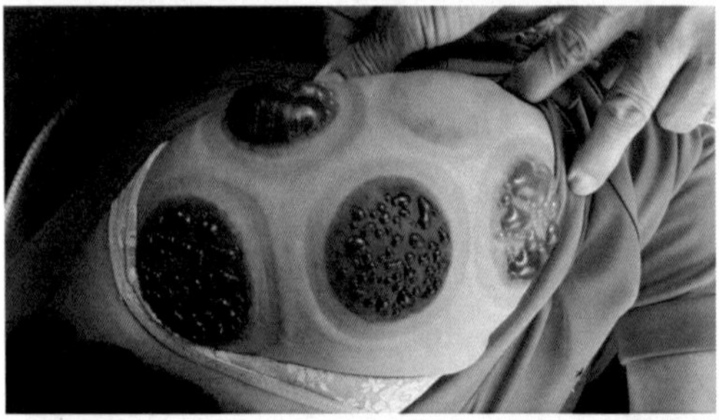

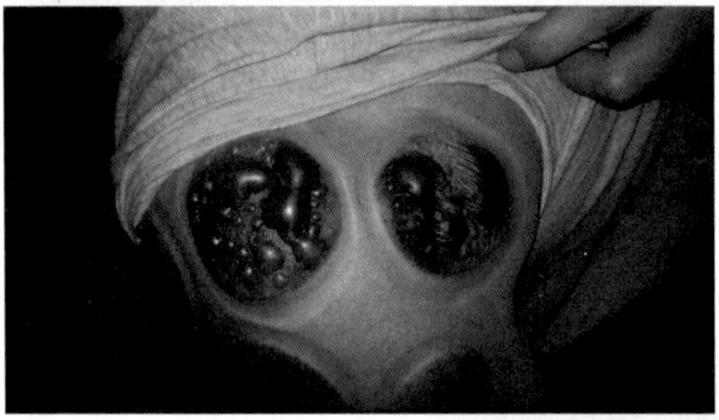

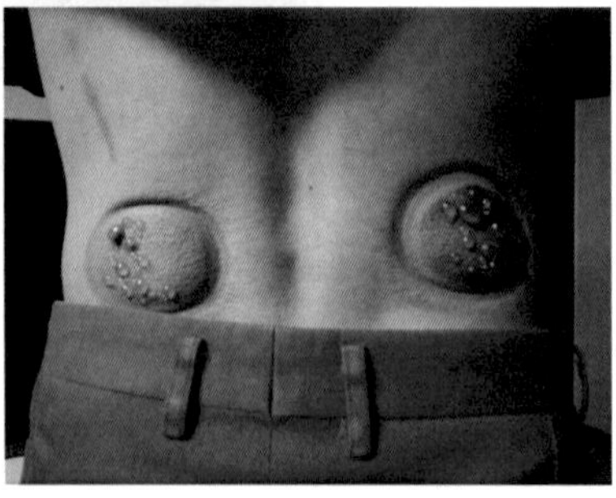

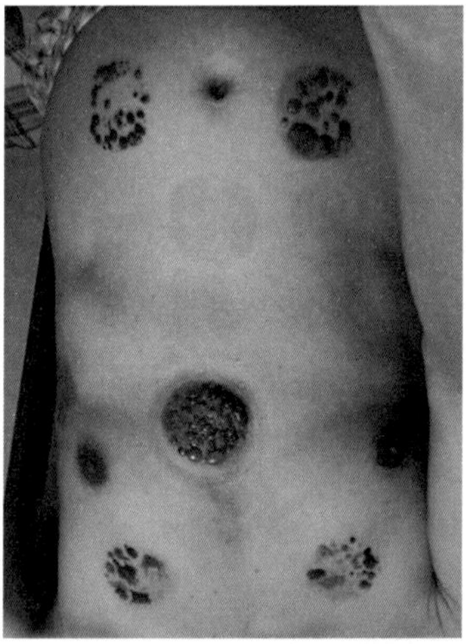
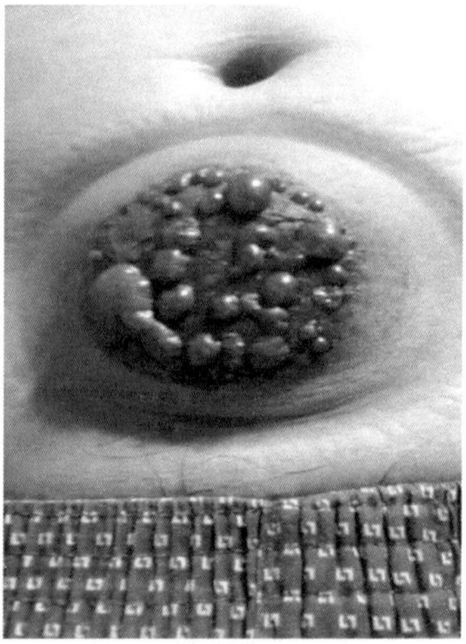
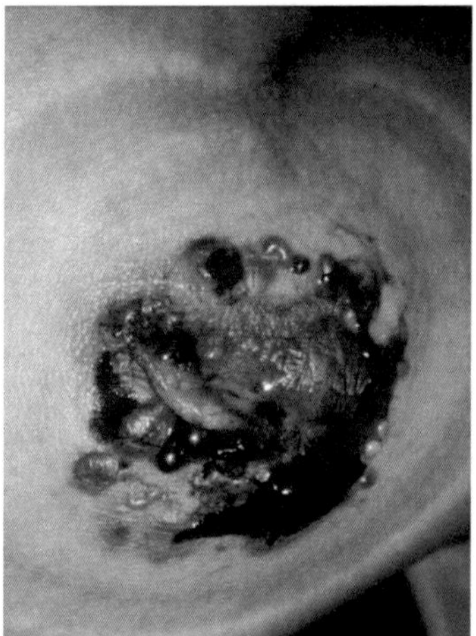
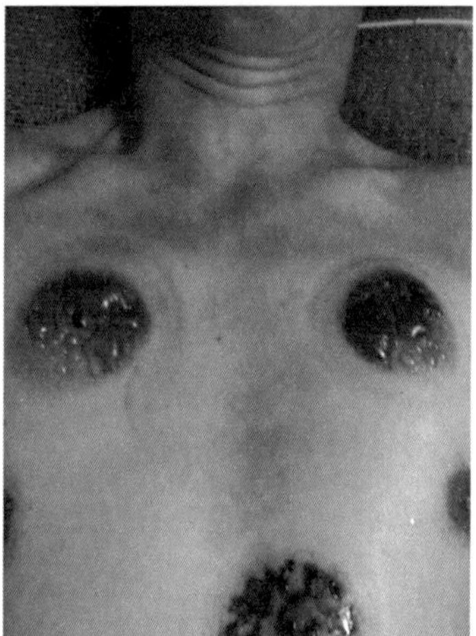

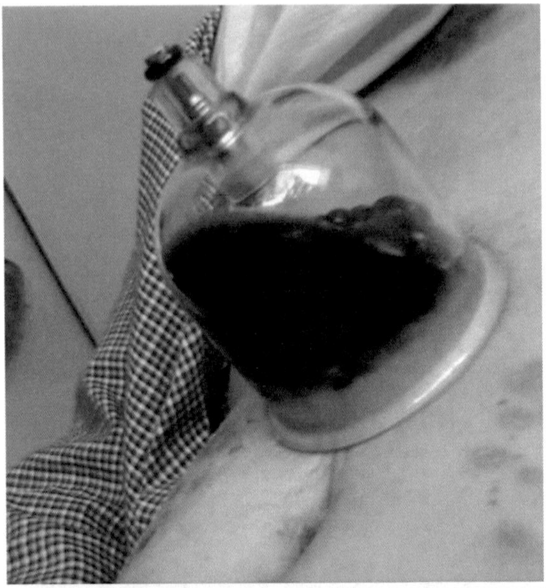

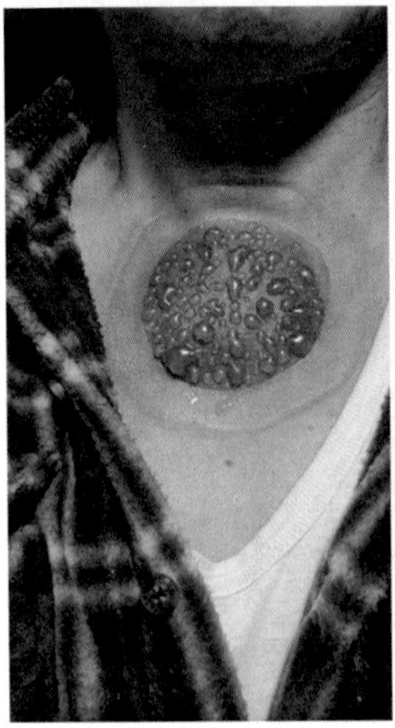

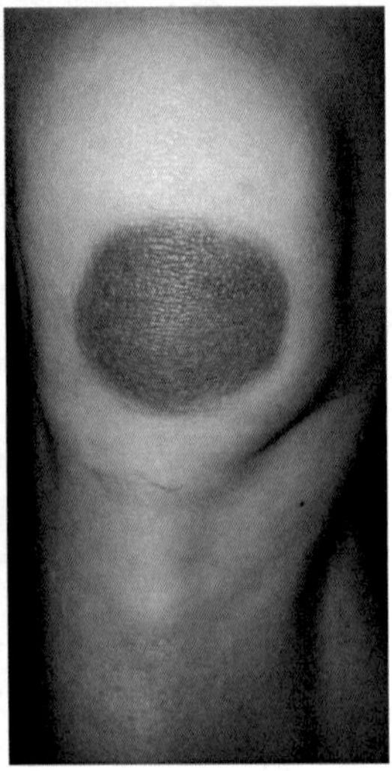

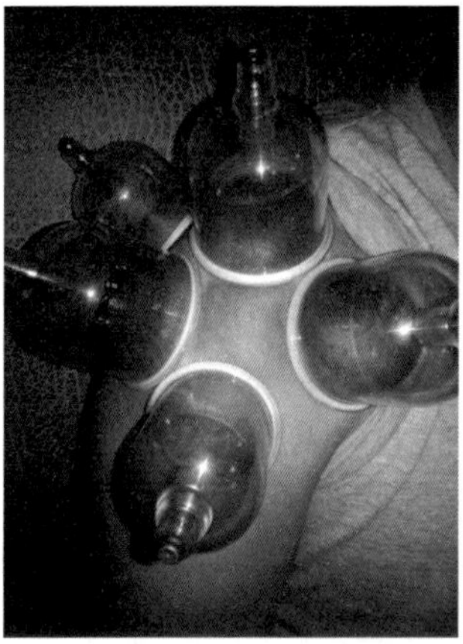

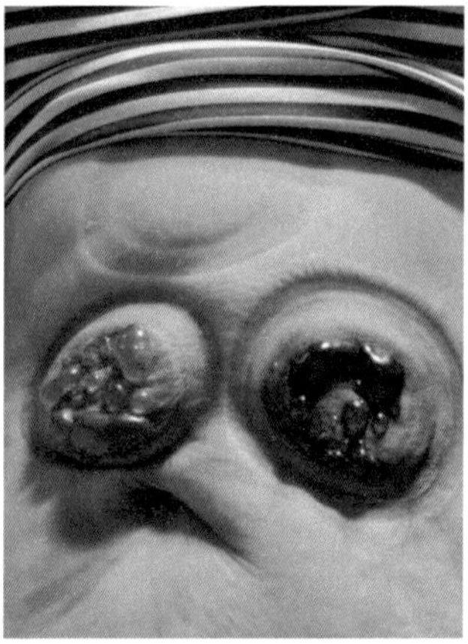

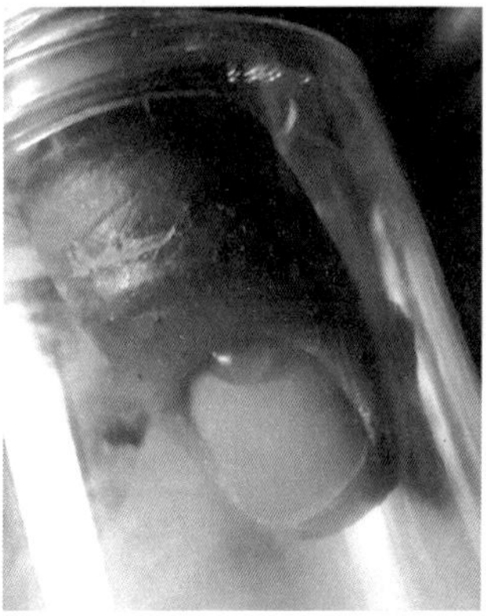

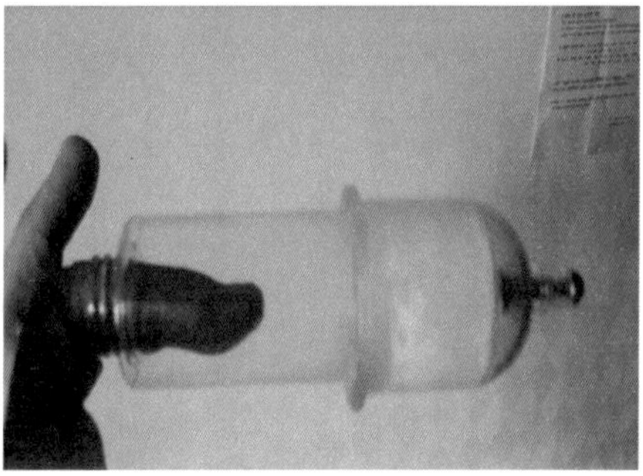

② 숯가마

숯가마도 병 치료에 매우 좋다.

대개 유해균은 열에 약하고 유익균은 추위에 약하다. 그래서 김치를 냉장고에 보관하면 유산균의 활동이 중지된다. 반대로 몸이 차지면 유해균들이 활동이 좋아져서 감기에 걸리는 것이다. 암세포도 몸이 찰 때 왕성하게 번식한다. 그래서 심장에는 암세포가 살지 않는 것이다. 따라서 숯가마에서 나오는 빛과 열이 우리 몸에 좋은 것이다. 그래서 옛날 아궁에서 가마솥으로 밥을 할 때 우리 어머님들이 자궁암에 걸리지 않았다는 말에 일리가 있는 것이다.

전원주택을 가지고 있거나 시골에서 생활하는 사람은 만들어 놓은 숯을 사서 이용해도 될 것이다. 항아리 반을 자르거나 화로, 벽난로 등에 넣고 옛날 아궁이에서 불을 쐬듯이 하면 될 것이다.

③ 소금

소금은 신비한 금속이다. 소금은 여러 가지 중금속을 녹이는 힘이 있다. 그래서 염산 등을 비롯한 많은 화학제품에 소금이 쓰인다. 따라서 맑은 소금이 몸에 들어가면 핏속에 오염물질을 녹일 수가 있다. 하지만 현재의 바다는 각종 중금속과 미세플라스틱 조각들과 각종 오염물질로 더러워져서 지금의 오염된 소금으로는 우리 몸을 정화 시킬 수가 없고 오히려 우리 몸을 더욱 오염시킨다. 이것은 소금을 불에 볶아보면 즉시 알 수 있다. 프라이팬에 소금을 넣고 열을 가하면 소금이 검게 변하면서 독한 가스가 나온다. 소금이 검게 변하는 것은 소금 속에 녹아 있던 오염 물질이 타는 과정이다. 소금이 타면서 나오는 연기냄새는 며칠 동안 아파트 창문을 열어 두어도 가시지 않는 걸로 봐서 그 독성은 연탄가스의 몇 배가 될 것 같다. 그러므로 이러한 독이 제거된 소금을 먹어야 한다. 불심이 깊은 사람을 화장하면 사리가 나온다는데 그것은 옛날 사람들이 모르고 했던 말이다. 사리는 바로 소금이다. 세상에서 불에 타지 않는 유일한 물질은 소금뿐이기 때문이다. 소금에 아무리 강한 열을 가해도 소금은 타지 않고 물처럼 녹기만 한다. 누구나 핏속에 어느 정도의 소금이 있다. 그러므로 누구나 철판을 맡에 깔고 화장을 하면 사리가 나온다.

불에 구운 소금을 개발한 사람은 "소금은 거의 모든 질병에 도움이 될 수 있다"라 했다고 한다. 체질에 따라 짠 음식을 좋아하는 사람은 있겠지만 이 말은 매우 과장된 말이다. 소금에 대한 기호는 독자 여러분의 입맛에 맡기기로 하고 하나만 이 책에서 권하고자 한다. 어차피 소금으로 김장도 하고 젓갈도 만들고 된장, 고추장, 찌개 따위의 반찬도 만드니 이왕이면 높은 온도로 구워 불순물을 제거한 소금을 쓰기 바란다.

몸속에 적당량의 소금이 부족하면 패혈증에 걸리기 쉽다. 패혈증이란 핏속에 갑자기 세균이 급격히 불어나는 병이다. 요즈음은 언론에서 물을 많이 마시고 싱겁게 먹으라는 의사의 말이 많이 나오는데 이렇게 되면 핏속에 소금농도가 급격히 떨어진다. 세균에 대한 저항력이 센 젊은 사람은 크게 상관이 없을지 몰라도 나이가 들어 세균에 대한 저항력이 떨어진 사람들은 패혈증을 조심해야 할 것이다. 그 어떤 세균도 소금기가 많은 곳에선 번식하기가 어렵다.

④ 변비와 설사

대변은 앞에서 언급했듯이 매우 중요하다. 따라서 변비는 그대로 둬서는 아니 될 질병이다. 변비에 물을 많이 먹으라고 하지만 물도 일종의 음식이므로 많이 먹으면 내장기관에 부담을 주기는 마찬가지다. 변비에 잘 듣는 것으로 결명자가 있다. 티백을 사거나 말린 씨를 사서 주전자에 끓여 먹으면 된다. 변비의 심한 정도에 따라 농도를 조절해서 먹으면 된다. 심한 변비가 있다면 일반인들이 먹을 수 없을 정도로 진하게 타서 먹으면 될 것이다.

변비도 문제지만 설사도 문제다. 설사의 원인은 매우 다양한데, 한마디로 말하면 몸의 균형이 깨진 것이며 그것은 내장 계통에 문제가 있을 때 오기도 한다. 그러므로 설사가 지속되는 사람들은 대장, 간, 위 등의 내장에 부항을 떠 보는 것이 좋다. 물론 물을 너무 많이 마시는 것도 좋지 않다. 설사기가 있는 사람은 목이 마를 때 외에 물을 마시지 않는 것이 좋다.

⑤ 식초

식초는 건강에 매우 좋은 식품이다. 유익균들은 열과 신맛과 소금을 좋아하고 유해균들은 설탕과 찬 것과 싱거운 것들을 좋아하기 때문이다. 평상시에 목이 마를 때 식초음료를 마시면 건강에 매우 좋다.

식초보다 훨씬 신 것이 구연산으로 유해균 박멸에 탁월한 효과가 있다. 구연산은 매우 시다. 그래서 치아 표면의 상아질을 녹일 수 있다. 매우 시므로 빈속에 먹지 않도록 하고 농도를 너무 높게 해서 마시지 않는다. 약국이나 인터넷에서 공캡슐(1000㎎)을 구해서 그 안에 구연산 가룰르 넣고 물과 함께 먹는 방법도 있다. 캡슐로 먹을 때 빈속에 먹으면 배가 아리니 식후에 먹어야 할 것이며 위장병이 있는 사람은 치료후에 먹어야 한다. 구연산은 청혈, 해독, 살

균작용이 탁월하므로 성인병 예방과 치료에도 좋고, 또 약간 상한 음식을 먹어서 몸에 두드러기 등의 이상이 있을 때 비상용 식품으로도 좋을 것이다.

혹시 부작용에 대해 염려가 된다면 다음 사항에 대해 고려해 보면 될 것이다. 새로운 음식이나 약을 먹었을 때 내 몸에 맞지 않는다면 설사, 변비, 두통, 복통, 알레르기, 두드러기, 수면 장애 등의 이상 현상이 반드시 오게 된다. 이러한 현상이 발생하면 아무리 좋은 약이라도 즉시 복용을 멈추거나 양을 조절해 가며 다시 꼼꼼히 살펴봐야 할 것이다. 자기 몸보다 정확하고 섬세한 기계는 없다.

⑥ **치아**

치아는 오복의 하나로 매우 소중하다. 먼저 치통에 대해 말하고자 한다.

치통은 주로 어금니 쪽에서 생긴다. 왜냐하면 어금니는 두께가 두꺼워서 칫솔로 치아 사이에 음식물 찌꺼기를 제거할 수가 없기 때문이다. 어금니 사이에 음식물 찌꺼기를 제거해 주지 않으면 그 찌꺼기가 썩어 잇몸에 염증을 일으켜 치통이 발생되는 것이다. 이렇게 생긴 치통이 결국엔 이를 뽑는 단계까지 발전하는 것이다. 어금니 사이의 음식물을 제거하기란 쉽지 않다 어금니 자체에 두께가 두꺼울 뿐 아니라 입 안쪽에 있고 또 이와 이 사이의 틈이 좁기 때문이다. 이럴 경우에 좋은 방법이 옷핀을 이용하는 것이다. 옷핀 중에서 집게손가락 한 마디쯤 되는 작은 옷핀을 구해 옷핀 전체를 쭉 편 후 그 끝을 'ㄱ'자로 구부려 어금니 사이를 청소하는 것이다. 마치 치과 의사가 스케일링할 때 쓰는 도구처럼 만들어서 이 사이에 끼인 음식물을 긁어내는 것이다. 만일 어금니 사이의 틈이 너무 좁아서 그 옷핀이 안 들어갈 때는 고운 사포로 갈아서 쓰면 될 것이다. 옷핀으로 인해 치아가 상할 수 있을 거란 걱정은 안 해도 좋다. 치아 표면에 상아질은 매일 조금씩 생겨난다. 만약 상아질이 안 생겨나면 매일 하는 칫솔질로 우리 치아는 닳아 없어질 것이기에 치아에 손상이 갈 거라는 걱정은 할 필요가 없을 것이다. 필자는 20여 년 동안 옷핀으로 치아관리를 해 왔지만 아직까지 충치 하나 없다.

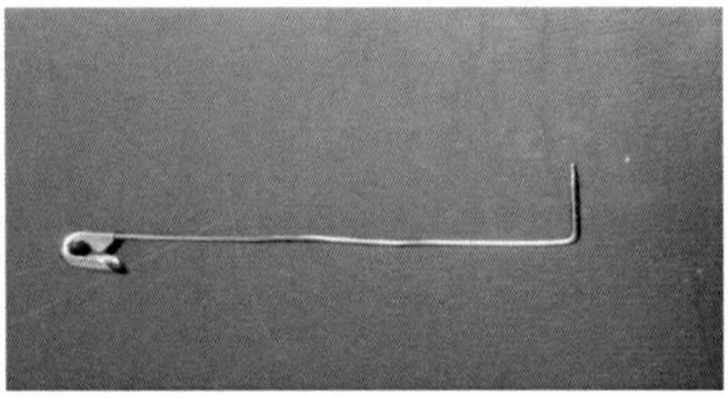

다음으로 충치와 치열에 대해 검토해 보자. 우리가 어렸을 때 우리들의 먹거리는 딱딱한 것들이 주종이었다. 각종 나물들과 잡곡밥, 누룽지, 볶은 콩 등이었다. 하지만 요즘은 우유, 음료수, 빵, 라면, 흰 밥 등 부드러운 것이 주종이다. 씹을 필요가 거의 없는 것들이기에 치아가 나빠질 수밖에 없다. 씹지 않으면 치아의 뿌리격인 턱이 약해지고 턱이 약해지니 치아가 건강할 수 없어 충치에 걸리고 쉽고 이 사이가 벌어지거나 뒤틀려지는 현상이 나타나게 되는 것이다. 그러므로 자라나는 아이들에겐 수시로 오래 씹어 먹을 수 있는 딱딱한 먹거리를 주는 것이 매우 필요하다.

또 하나, 칫솔질을 할 때는 치약을 칫솔에 바르고 반드시 칫솔에 물을 묻힌 후 치아를 닦아야 한다. 치약에 마모제가 있어 물을 묻히지 않고 치아를 닦으면 칫솔이 침에 젖을 때까지 치아 옆면의 마모가 심하여 깊이 파이기 때문이다. 이것도 귀찮으면 이가 시린 사람들이 쓰는 마모제가 없는 치약을 쓰면 될 것이다.

⑦ 구충제

최근에 구충제로 인해 놀라운 일들이 일어나고 있다. 3개월 판정을 받은 말기 암 환자가 강아지가 먹는 구충제를 먹고 암이 완전히 없어지면서 세상에 알려진 것이다. 이것만 봐도 과학이나 의학이라는 것이 아직도 얼마나 허점이 많은지 알 수 있는 것이다. 구충제로 병이 완쾌된 사람들의 말에 의하면 암뿐만이 아니라 많은 성인병은 대개 기생충들에 의해 생겨난다는 것이다. 유튜브를 검색해보면 구충제 복용만으로 중병이 고쳐진 사례가 무수히 많고 또 주변에서 구충제를 복용한 사람들을 살펴봐도 구충제에 의한 부작용을 거의 찾아보기 어렵다. 참으로 놀라운 일이 아닐 수 없다. 의학에 대한 전반적인 수정과 대개혁이 필요하다.

구충제에 대한 효과보다도 더욱 놀라운 것은 '유튜브'라는 인터넷 창이 세상에 나왔다는 것이다. 만약 이런 창이 세상에 없다면 어떻게 구충제에 대한 효과를 세상 사람들이 알았겠는가. 지금까지 우리는 기득권에서 내보내는 TV와 신문 등에서만 아주 제한적인 또는 축소, 과장, 왜곡적 지식과 정보를 제공 받아서 기득권자들에게

손해가 가는 정보와 지식은 알 수가 없었다. 이제 그러한 경계와 제한이 유튜브로 인해 플렸다.

어찌 건강정보에 한하겠는가. 정치, 경제, 역사, 사법, 언론, 생활, 부정부패비리, 각종 범죄 등등에서 진실과 거짓을 구분해서 진실에 가까이 다가갈 수 있는 길이 열린 것이다.

구충제에 대해서는 여기까지만 설명하고자 한다. 더 자세한 것은 독자들이 유튜브를 검색하고 연구해서 판단하기 바란다.긍정과 부정의 주장도 들어보고 철저한 연구와 통계 후에 실행하기 바란다. 이것이 사이비들과 기득권 세력들에게 농락당하지 않는 유일한 길이다.

⑧ 공기

공기는 매우 중요하다. 잠시라도 숨을 못 쉬면 살 수가 없으니 어쩌면 물보다도 소중한 존재다. 도시에 살면서 맑은 공기를 마신다는 것은 불가능하다. 도시의공기 중에서 가장 많은 유해물질은 자동차 바퀴와 아스팔트와의 마찰에서 생겨나는 미세한 검은 가루다. 그래서 창문을 많이 열어놓을수록 바닥을 닦으면 하얀 걸레에 까만 가루들이 많이 묻어나온다. 그래도 이렇게 나쁜 가루들을 적게 마시는 방법이 있으니 창호지를 바른 창을 만드는 것이다. 창호지의 미세한 간격이 공기는 통하게 하고 타이어가루를 차단시켜 실내 공기를 깨끗하게 만들어 주는 것이다. 물론 창과 창문틀 사이는 가능한 한 밀착시키거나 테이프로 막아주면 좋을 것이다. 최근에는 창호지 역할을 하는 필터 제품들이 많이 나왔다. 방충망을 더욱 촘촘히 한 제품, 황사까지 걸러낼 수 있는 미세필터망, 문틀에 끼울 수 있고, 방충망에 붙일 수 있는 제품까지 나와 있어 도시에서도 좋은 공기를 마실 수 있는 것이다. 최근에는 미세먼지까지 우리를 위협하게 하니 시골이라도 미세먼지가 많은 날에는 안심할 수가 없으니 시골에서도 위와 같이 오염물질을 걸러내는 작업을 해야 할 것이다.

또 하나 중요한 것은 가능한 사람들이 많이 모인 밀폐된 공간을 가지 말아야 한다. 사람은 숨을 쉴 때 일산화탄소, 즉 연탄가스 같은 오염된 공기를 내뿜기 때문이다. 그러므로 사람이 많고 밀폐된 곳은 마치 연탄가스가 가득 찬 곳과 같은 것이다. 그런 곳은 극장 같은 문화적 공간, 종교적인 공간, 학술적인 공간 등 다양할 것이다. 이런 곳을 자주 찾는다면 얼마나 건강을 해치겠는가. 매우 조심해야 할 것이다.

9) 몸살

사람들은 자라면서 누구나 몸살을 앓아본 경험이 있을 것이다. 몸살의 형태는 오한으로, 통증으로, 감기로, 무기력 등으로 다양하게 온다. 몸살은 왜 오는가? 그것은 일종의 경고라고 볼 수 있다. 몸살은 무리한 일이나 부자연스러운 생활이 반복될 때 찾아온다. 그러므로 몸살이 왔을 땐 자신의 삶을 돌아보아야 한다. 그리고 무엇이 잘못되어 있는가를 세심히 점검해 봐야 한다. 위대한 우리 몸이 몸살이라는 경고를 보냄에도 불구하고 계속 자연을 거역하는 잘못된 삶을 지속한다면 당신의 몸은 마침내 병을 얻고 말 것이다. 이제 알 것이다. 몸살은 '몸을 살리다'의 준말임을. 우리말은 이토록 깊은 뜻을 가지고 있다.

10) 학교 문제

사람은 타고날 때와 성장 과정에서 모두 재능을 타고난다. 그러므로 아이들을 고등학교 때까지 모두 같은 교육을 시키는 것은 자연에 크게 어긋나는 것이다. 이것은 경제와 학습 효과, 시간적인 면에서 크나큰 낭비다. 그러므로 초등학교까지는 모르되 중학교부터는 지금의 대학처럼 미세하게 나눠져야 한다. 음악을 좋아하는 아이들이 중학교부터 예능학교를 가는 것처럼 모든 분야에서 오히려 지금의 대학보다 더 세밀하게 나누어서 배치해야 한다. 예를 들면 바둑, 음악, 목공, 기계, 발명, 그림, 수학, 철학, 설계, 의학, 한의학, 대체의학, 법관, 공무원, 재난구조, 군인, 패션, 경영, 정치, 관광, 운동, 간호, 약학, 컴퓨터, 원예, 천문, 지리, 문학, 경찰, 철도, 선박, 항공, 건축, 요리, 디자인, 외국어, 경호, 무술, 화학 등등으로 나눠서 배치하고 재학 중에도 한두 번 학과를 바꿀 수 있도록 해야 할 것이다. 지금의 대학 4년으로 현장에 배치되면 모든 게 부족해서 또 다시 처음부터 다시 배워야 한다.

이렇게 아이들을 배치해야 학교 폭력과 왕따 문제도 많이 사라질 것이다. 사람은 신체와 성격을 각각 다르게 가지고 태어난다. 따라서 성격이 맹수 같은 아이가 있고 양같이 순한 아이가 있게 마련이다. 지금의 학교 배치는 마치 양들이 맹수와 같이 있는 격이다. 자연에 이러한 현상은 없다. 양은 백 마리가 있어도 맹수 한 마리를 이기지 못한다. 양은 아무리 덩치가 커도 양이니 선생님들도 맹수 같은 학생들을 지도, 교육하지 못하고 오히려 무서워한다. 따라서 위와 같이 아이들을 배치한다면 성격이 강한 아이들은 경호, 운동, 무술 등의 학과를 선택할 것이고 양같이 순한 아이들은 요리, 원예, 예능 쪽으로 갈 것이다. 경호나 운동과 무술을 가르치는 학교의 선생들은 모두 힘이 강할 것이고 그 학교에 지원한 학생들도 거의 그런 아이들 일 것이니 학교폭력이 많이 사라질 것이다. 자연에서 보면 맹수끼리는 극한 상황이 오기 전 까지는 서로 견제만 하지 쉽게 서로를 공격하지 않는다. 왜냐하면 같은 맹수이기에 이긴 쪽도, 진 쪽도 상처를 크게 입는다는 것을 잘 알고 있기 때문이다.

11) 몸의 흐름

살아 있다는 것은 일정하지 않다는 것이다. 다시 말하면 몸 상태가 좋을 때가 있고 나쁠 때가 있다. 그 주기는 개인마다 다르겠지만 어쨌든 일정한 흐름이 반복되면서 살고 있는 것이다. 몸 상태가 나쁜 주기에 접어들면 좋은 음식을 먹어도 휴식을 충분히 취해도 컨디션이 좋아지지 않는다. 반대로 좋은 주기로 접어들면 잠을 적게 자도 음식을 대충 먹어도 기운이 난다. 그 이유를 확실히 알 수는 없지만 대개 환절기에 즈음해서 일어난다. 즉 계절이 바뀔 때 그 계절에 적응하기 위해 몸에 어떤 변화가 일어나는데 그 변화가 우리에겐 좋고 나쁨의 느낌으로 다가오는 것이다. 그러므로 몸의 흐름이 나빠지고 있을 때는 무리한 운동을 하면 부상의 위험이 있고 여행을 해도 신이 안 나고 사업을 해도 실패하기 쉽다. 이럴 때는 시작을 하지 말고 준비나 대기를 하는 것이 오히려 현명하다. 늘 몸을 관찰하는 생활, 즉 몸보기를 하다 보면 이러한 흐름은 쉽게 알아차릴 수 있을 것이다.

12) 자연

자연은 문명의 반대 개념이다. 자연은 살아 있지만 문명은 죽어 있다. 우리는 도시에서 산다. 도시에는 모든 것이 문명이다. 아파트, TV, 자동차, 아스팔트, 시멘트, 공해 등등. 하지만 자연에 있는 모든 것들은 살아 있다. 흙, 나무, 물, 이끼, 풀, 공기, 짐승, 새소리, 물소리, 바람소리 등등.

살아 있는 것들, 즉 생명체에서는 나름대로의 파장이 나온다. 파장은 다른 말로 기운이나 기라고 할 수 있다. 하지만 문명으로 만들어진 것들에서 아무것도 나오지 않는다. 오히려 빼앗아만 갈 뿐이다. TV를 오래 보면 피곤하다. 그리고 눈까지 나빠진다. 기운을 빼앗겼기 때문이다. 하지만 숲은 오래 볼수록 상쾌하다. 눈까지 좋아진다. 살아 있는 것과 문명적인 것의 차이다.

살아 있는 것은 서로 기운을 주고받는다. 서로의 파장이 교류한다. 이것은 서로의 부족한 기운을 보완하는 행복한 교류이다. 산과 바다 숲이 있는 자연으로 가라. 살아 있는 것과 자주 만나라. 살아 있는 것이 가장 많은 곳이 산과 숲이다. 건강해서 온몸이 섬세한 사람은 알 수 있다. 숲에 있으면 생각이나 스트레스 등으로 균형이 깨진 몸이 서서히 균형을 찾아 편안해지는 것을 느낄 수 있을 것이다. 자연이 우리에게 주는 선물이 아닐 수 없다.

13) 걷기

걷는 것은 운동이 아니라 생활이어야 한다. 건강한 사람의 특징은 끝이 강한데 있다. 어린아이들은 체격에 비해 끝이 매우 강하다. 손과 발을 움켜쥐고 우는 아이들의 그 손과 발은 어른도 펴기 힘들다. 하루 종일 뛰놀고, 쉬지 않고 장난감을 갖고 놀아도 지칠 줄을 모른다. 하지만 병이 들어 몸이 균형을 잃으면 끝이 약해지기 때문에 걸음이 무거워 허우적거리며 걷고, 손끝에 힘이 없어 글씨조차 지렁이 글씨가 된다.

새가 날기에 알맞은 구조로 되어 있고, 말이 뛰기에 알맞은 구조로 되어 있듯이 사람은 걷기에 가장 알맞은 구조로 되어 있다. 그래서 뛰는 것은 오래 하지 못하지만 걷기는 온종일 해도 피곤함을 모르는 것이다.

14) 손 운동

걷기처럼 손 운동도 매우 중요하다. 발끝은 위에 설명한 대로 걷기를 해 주면 되지만 손끝을 강하게 유지하고 손끝까지 혈액의 순환을 좋게 하려면 일을 꾸준히 해야 하는데 나이가 들면 노동이나 농사일을 하기가 매우 힘들다 그렇다고 손 운동을 안 할 수 없는 것이니 몸 풀기에서 소개한 손 운동을 자주 해 주어야 할 것이다. 아가들은 뇌가 성장할 땐 뭐든 만지려 한다. 이것은 손과 뇌가 밀접한 관계가 있음을 뜻한다. 그러므로 손가락 운동이 치매예방에도 매우 좋다고 할 수 있다. 취미로 뜨개질, 수예, 기타 연주와 같이 손끝을 많이 사용하는 취미를 갖는 것도 좋은 방법일 것이다.

15) 수련 시 이상 현상

몸은 매우 예민하다. 따라서 몸이 이상하다는 것은 몸의 균형이 깨지고 있다는 경고다. 이러한 몸의 경고는 매우 다양하게 나타날 것이다. 머리가 어지럽다든지 또는 아프다든지, 소름이 돋는다든지, 헛것이 보인다든지, 갑자기 기운이 없어진다든지, 관절에 통증을 느낀다든지, 배 속이 불편하다든지, 어디가 결린다든지, 가슴이 답답하다든지 등등이 그것이다. 이러한 이상한 상태가 지속되는데도 수련 중에 일어날 수 있는 현상이라든지, 병이 호전될 때 일어나는 현상이라든지 하는 고정 관념에 빠져 계속 수련을 해서는 아니 될 것이다.

물론 이 책에 있는 자연적인 수련법을 실행할 때는 이러한 현상이 일어나지 않을 것이다. 하지만 책의 내용을 착각하거나 임의로 해석해서 수련할 경우 또는 다른 사람이 지어내 수련법을 가미해서 수련할 경우 또는 음주나 흡연을 계속하면서 수련할 경우에 이러한 현상이 일어날 수 있을 것이다.

이처럼 이와 같은 이상한 현상들은 모두 몸과 마음을 따르는 자연적인 수련을 하지 않거나 초능력에 집착해서 무리한 수련을 할 때 일어난다. 그러므로 이러한 현상이 일어나면 절대 가볍게 여기거나 무시하지 말고 즉시 조치를 취해서 몸의 균형을 되찾아야 할 것이다.

수련 중에 이러한 이상한 현상이 일어나면 지금까지 해 오던 수련을 즉각 멈추고 수련하기 전처럼 아무것도 하지 말고 쉬어야 한다. 쉬면서 그 원인이 무엇이었는지 명확히 안 다음에 다시 수련에 임해야 할 것이다. 우리의 몸은 위대하다. 우리 몸은 우리의 의지와 관계없이 스스로 완벽하게 몸을 완성했기 때문이다. 그러므로 몸에 역행하는 원인만 제거한다면 잃었던 몸의 균형이 저절로 돌아올 것이다. 몸이 원래대로 돌아오면 그때 다시 시작하도록 한다.

16) 정신적인 삶

종교를 포함해서 정신적인 면을 중시하는 사람들은 긍정적인 생각이나 믿음, 확신, 정신력 따위 등에 대하여 지나치게 강조하는 면이 있다. 하지만 그런 생각들은 자연스러운 현상이 아니다.

예를 들어 아이에게 '너는 엄마가 너를 무척 사랑하고 있다고 믿으며 하루하루를 사느냐'고 물으면 참 이상하지 않은가. '나는 식사를 할 때마다 내가 먹는 이 밥이 내 배 속에서 소화될 거라는 믿음을 가지고 식사를 한다'라고 생각하면서 밥을 먹는다면 이상하지 않은가. 만약 식사를 할 때마다 음식이 소화될 것을 확신하고 먹는다면 아마도 위장에 뭔가 커다란 문제가 있기 때문일 것이다. 또한 아이가 엄마의 사랑을 확신하고 하루하루를 산다면 아마도 그 가족은 입양 내지는 뭔가 자연스럽지 않은 사연을 가지고 있기 때문일 것이다. 친구 간에도 '난 저 친구가 날 배반하지 않을 거라 믿어'라는 의식을 한다면 아마도 그것은 그 친구에 대한 경계심이 있다는 반증일 것이다.

긍정적인 생각이나 확신이나 믿음은 의식하는 것보다 의식하지 않는 것이 훨씬 좋은 현상이라는 것을 깨달아야 할 것이다. 무슨 일을 하든, 어떤 관계를 맺든 믿음이나 정신력에 의지하기 보다는 철저한 분석과 준비와 노력이 선행되어야 할 것이다.

식사를 하고 아무리 소화되지 말라고 빌어도 밥이 저절로 소화되는 것처럼 정신력만을 의지해서 어떤 일을 추구한다면 '믿는 도끼에 발등 찍힐' 수가 있는 것이다.

데카르트는 진리에 접근하는 방법을 "의심하고 의심하고 또 의심해서 의심할 수 없는 것만을 받아들이라"고 했다. 하지만 우리 조상들은 이미 수천 년 전에 '돌다리도 두드려 보고 건너라', '열 길 물속은 알아도 한 길 사람 속은 모른다', '믿는 도끼에 발등 찍힌다', '아는 길도 물어가라' 등등의 교훈을 주었다. 의심하고 또 의심해서 완벽히 파악하고 준비해도 실수가 많은 것이 세상일인데 믿음, 확신 등으로 선불리 판단하고 결정하는 것은 참으로 위험하다. 돌아보라. 당신이 근거와 통계도 없이 오직 믿음과 확신으로 시작했던 과거의 결정이 그 후에 지금 어떻게 되었는가.

17) 양심

인도에서는 배가 고파 소를 잡아먹고 양심의 가책으로 자살하는 사례가 있다고 한다. 또 어떤 나라에서는 신을 믿고 매일 신에게 기도를 해야만 마음이 편하다고 한다. 어떤 나라에서는 옳고 어떤 나라에서는 그르다고 하는 이런 것들은 단지 그들의 풍습이고 문화일 뿐이지 진정한 진리가 아니다. 그러므로 양심의 가책을 느낄 필요가 없다. 모든 나라에서 또 옛날이나 지금이나 그리고 인류가 존재하는 날까지 옳다고 하고 변하지 않는 것들만이 진리다. 그러므로 이러한 진리를 어겼을 때 진정으로 아파해야 하는 것이다. 즉 생명에 대해서만 양심의 가책을 가져야 하는 것이다.

따라서 각 나라마다의 역사와 환경과 문화로 인해 생겨난 그 나라들만의 고유한 전설, 신화, 종교, 풍습, 철학, 사상 등을 다른 나라 사람들이 지켜야 할 필요도 배워야 할 필요도 없으며 또 그러한 것들에 의해 괴로워할 필요도 없는 것이다.

그리고 자신의 생명을 해치고 남의 생명에 해를 주는 그 어떤 종교적, 철학적, 사상적, 풍습적인 것들은 결코 배워서도 본받아서도 아니 되며 남들에게 전파해서도 안 되는 것이다.

이순신 장군과 안중근 의사는 일본 침략자를 죽였다. 이것은 참으로 위대한 일이다. 자신을 희생해서 많은 사람들을 생명을 살리는 위대한 일이기 때문이다. 이처럼 생명으로부터 나오고 생명으로 회귀되는 것만이 진정한 진리요, 양심인 것이다. 이러한 것들만을 배우고 본받고 전파해야 할 것이다.

예를 하나 더 들어 설명하면 이런 것이다. 사람들은 외모를 대단히 중시하며 산다. 하지만 외모는 진리가 아니다. 아무리 아름다운 사람도 멀리서 보면 점에 불과하고 가까이서 보면 커다란 살덩이에 불과하다. 단지 어느 정도의 거리를 두고 보았을 때 예쁘게 보일 뿐이다. 또한 외모는 시간이 지나면 변하고 더 세월이 지나면 늘고 초라해지는 것이다. 하지만 마음은 진리다. 멀리서 보나 가까이서 보나 예전이나 지금이나 세월이 지나서 보나 그 마음은 항상 그대로다. 이순신 장군과 안중근 의사의 생명 사랑, 불의에 대한 분노의 마음이 변하지 않고 우리에게 남아 있는 것이 바로 그것이다. 우리는 진정한 가치와 진리로 하나가 되어야 한다. 따라서 그 진정한 것들을 배우고 전파하려 해야 하며, 그 진정한 진리를 어겼을 때 양심에 대해 괴로워해야 하는 것이다.

18) 기적

종교, 철학, 사상 등의 영향으로 사람들은 어려운 일이 생기거나 큰 병에 걸리면 신이나 초자연적인 것을 찾는다. 사람들이 어려움에 닥쳤을 때 이러한 것들을 찾는 이유는 기적을 바라기 때문이다. 하지만 기적은 자연의 질서가 아니다. 그러므로 사람들을 더욱 혼란스럽게 할뿐이다.

어떤 현상은 반드시 어떤 원인에 대한 결과다. 그리고 어떤 원인에 의해 어떤 현상이 일어나기까지는 반드시 어떤 과정이 존재한다. 이것이 바로 자연의 질서다. 질병에 걸리지 않으려면 몸과 마음을 따르는 생활을 하는 과정이 반드시 필요하고 또 병에 걸리면 그 동안 몸과 마음에 어긋나는 생활을 버리고 몸과 마음을 따르는 자연스러운 섭생과정을 거쳐야 건강을 되찾을 수 있는 것이다. 이런 과정은 비록 건강에만 국한되지는 않을 것이다. 이렇게 자연의 질서에서는 처음과 끝이 생겨나기까지는 처음과 끝을 이어주는 과정이 반드시 존재한다. 하지만 기적의 세계에서는 과정이 생략된다. 모든 것이 갑자기 이루어진다. 과정 없는 결과만 있다. 갑자기 아프고 갑자기 병이 없어진다. 갑자기 생겨나고 갑자기 사라진다.

우리는 기적의 세계나 신의 세계에서 살고 있지 않다. 인류의 조상들이나 현재 우리 인간들은 누구나 자연의 변화에 의해 태어나고 죽어간다. 그러므로 인간은 자연을 떠나서는 한시도 살아갈 수 없는 존재인 것이다. 그러므로 무한한 세월을 거치면서 이루어진 자연, 그 자연 속에서, 그 자연의 흐름을 매일 같이 바라보고, 느끼며 살아가는 사람들에게 기적과 같은 이야기들은 참으로 많은 혼란을 주게 된다. 정말로 종교계에서 주장하는 것처럼 기적들이 있었는지는 모르겠다. 하지만 정말로 그런 일들이 있었더라도 놀라거나 흔들릴 필요는 없다. 이러한 현상은 결코 자연의 질서가 아니기 때문이다. 자연의 질서를 어기면 반드시 그에 상응하는 대가를 받게 되기 때문이다.

진정 깨달은 신이라면 이러한 짓을 하지는 않을 것이다. 당신이 진정 깨달았다면 이러한 짓을 하지 말아야 한다. 당신이 진정 깨달음을 얻고자 한다면 이러한 생각들을 버려야 할 것이다. 당신이 진정한 깨달음 속에서 살기를 원한다면 갑자기 이루어지는 요행이나 기적들에 연연하지 말아야 할 것이다.

19) 사생관

사람은 누구나 태어나서 얼마간 살다 죽는다. 우리가 명확히 알 수 있는 것은 이것이 전부다. 사람들은 종교, 철학, 사상, 풍습 등의 지식적 영향으로 인해 죽음에 대해 매우 두려운 생각을 갖고 있다. 하지만 죽음은 매우 아름다운 것이다. 탄생이 축복이듯이, 자라는 것이 축복이듯이, 젊음이 축복이듯이, 늙는 것도 죽는 것도 또한 축복인 것이다. 우리가 두려워해야 해야 할 것은 병들어 늙어 가는 것, 그리고 질병과 사고로 인해 맞이하는 죽음이지 자연스러운 늙음과 죽음이 아니다.

갖가지 욕망에서 벗어난 노년의 고요한 세계, 아름다운 삶을 끝내고 돌아가며 맞는 죽음 뒤의 세계는 오히려 설렘으로 맞이할 수도 있는 세계지, 두려움의 세계가 결코 아닌 것이다. 수명을 다한 자연스러운 죽음은 본인은 물론 가족들에게도 축복이요, 자연에도 축복인 것이다.

이렇게 자연스럽게 죽음을 맞이하기 위해서는 현재의 삶에 충실해야 하는 것이다. 만약에 죽음 뒤에 삶이 존재한다면 지금의 삶과 밀접한 연관이 있을 것이다. 지금 우리의 삶에서 가장 중요한 것은 생명이요, 건강이요, 현재의 이 몸이 아니겠는가. '사람은 누구나 태어나서 얼마간 살다 죽는다'는 것과 '과거와 현재와 미래'라는 시간의 흐름에 의해 세상이 존재한다는 것 외에 우리가 죽음에 대해 명확히 알 수 있는 것은 없지 않는가.

20) 삶의 자세

살아 있을 때 죽음을 준비하며 사는 것이 자연스러운 삶의 자세라면 과연 어떤 방식으로 사는 것이 죽음 뒤의 삶을 대비하며 사는 가장 올바른 삶일까? 그것은 몸을 따르며 사는 삶이다. 우리가 이러한 몸을 타고난 것은 이 몸을 어기며 살라는 뜻이 아니고 이 몸의 구조와 속성대로 살라는 자연의 뜻이다. 그래서 이 몸을 따르고 살면 몸도 마음도 편안하지만 이 몸을 어기고 살면 몸도 마음도 불편해지는 것이다. 편안하게 살면 편안히 죽을 것이이요, 불편하게 살면 고통 속에 죽음을 맞이 할 것이다.

21) 유신론·영혼론

종교와 철학 등의 지식에 의해 사람들은 영혼과 신을 믿는다. 그렇다, 다만 믿을 뿐이다. 왜 믿는가. 증명할 수 없기 때문이다. 증명할 수 없는 것은 없는 것으로 보는 것이 더 진리에 가깝다. 신과 영혼이 있다는 것은 증명할 수 없지만 신과 영혼이 없다는 것은 얼마든지 증명할 수 있다.

기독교인들에 의해 학살당한 아메리카 원주민들 1억 2,000만

명(『기독교 죄악사』. 조찬선 목사 지음. 평단문화사.)

중국 공산당에 의해 반동으로 몰려 학살당한 7천 700만 명

소련 공산당에 의해 반동으로 죽임당한 400만 명

장개석에 의해 테러로 학살 당한 천만 명

히틀러에 의해 학살당한 유대인 600만 명

일본에 의해 학살당한 조선인 800만 명

십자군 전쟁으로 죽은 백만 명

1차와 2차 대전으로 숨진 5천만 명의 병사와 민간인들

폴 포트 정권에 의해 학살당한 캄보디아인 200만 명

백인들에 의해 죽어간 헤아릴 수도 없는 흑인 노예들

독재 권력에 의해 공산당으로 몰려 죽은 우리나라와 전 세계 수많은 노동자들과 민주 인사들과 민간인들…….

잔혹한 범죄자들에 의해 죽어간 무수한 사람들……. 이런 끔찍한 학살의 역사를 쓰려면 몇 권의 책으로도 모자랄 것이며 우리가 모르는 학살과 완전 범죄의 희생자는 또 얼마나 많을 것인가.

만약에 신이 있다면 이들이 죄 없이 죽어갈 때 왜 나타나지 않았는가.

만약에 영혼이 있다면 왜 자신을 무참히 죽인 자들을 방치하는가.

만약에 신이 있다면 신의 이름으로 무참하게 인디언과 원주민을 학살한 아메리카 백인들과 기독교인들은 결코 지금처럼 잘 살게 하지 않았을 것이다.

그리고 이러한 참상이 일어나지 않도록 했어야 한다.

만약에 영혼이 존재한다면 히틀러에게 죽임당한 유태인들의 영혼들이 히틀러의 유태인 학살을 왜 막지 못했을까. 왜 히틀러가 부귀영화 다 누리다 결국 전쟁의 패망으로 자살하게 두었을까. 히틀러뿐만 아니라 수많은 학살자들 그리고 못된 인간들은 왜 그토록 오래 부귀영화를 누리고 잘살다 죽었을까.

영혼이 있다면 밤마다 나타나 자기를 죄 없이 자기를 죽인 학살자들을 괴롭히며 제 명대로 살지 못하도록 괴롭히며 말려 죽이지 않았을까.

껍질을 까 죽이고, 삶아 죽이고, 고문해 죽이고, 아이들 보는 데서 부모를 죽이고, 부모 보는 데서 아이를 죽이고, 남편 보는 데서 아내를 겁탈해 죽이고……. 차마 입에 담을 수 없는 만행으로 우리 민족을 살해한 일본은 왜 저리 잘 살게 내버려 두는가. 그런 일본에 편들어 독립군을 죽이고 고문한 친일파와 그 후손들은 왜 지금까지 떵떵거리며 잘 살게 하는가.

영혼이 정말 있다면, 있는데 자기를 비참하게 죽인 인간에게 어떠한 영향도 줄 수 없는 존재라면 그 영혼은 또 얼마나 슬프고 괴로운 시간들을 보내야 하는가. 영혼이 영원한 것이라고 영혼론자들이 주장하는데 그들의 말대로라면 이것은 살았을 때보다 더 가혹하지 않은가.

인류의 역사는 학살과 전쟁의 역사다. 지금도 계속되는 현재진행이기도 하다. 교활하고 야비한 사람들이 오히려 잘 사는 세상. 앞으로도 계속 그러할 텐데 신과 영혼이 있다면, 이것은 있을 수가 없는 현상인 것이다. 우리가 죽으면 남는 것은 영혼이 아니다. 역사와 후손뿐이다. 그래서 일제는 우리말까지 없애 가면서 그토록 지독하고 악랄하게 우리의 찬란한 역사를 지우려 노력했던 것이다.

모든 생명체는 죽으면 자연으로 돌아간다. 살과 뼈는 흙으로, 피와 수분은 물로, 숨은 공기로, 체온은 세상의 열로 돌아간다. 즉 '지수화풍'이다. 그래서 우리 조상은 죽음을 '돌아가셨다'로 해석했다. 우리말에 '사람'이란 이 네 가지가 모였다 흩어진다는 뜻이 담겨 있다. 그러므로 이 네 가지 외에 영혼이라는 것은 없다. 오직 후손과 역사만이 남을 뿐이다. 그래서 모든 생명체의 몸에는 후손을 잇기 위한 조건이 완벽히 갖춰져 있으며 따라서 모든 생명체는 그 몸의 뜻을 따라 후손을 남기기 위해 혼신의 노력을 다하는 것이다. 따라서 역사를 잊는 민족, 아이를 소중히 여기지 않는 민족과 가정은 미래가 없는 것이다.

나는 아무도 없는 깊은 산 속에서 텐트를 치고 한 달간 혼자 살아본 적이 있다. 무덤 앞에서도 혼자 잔적도 있다. 그 한 달간 나는 귀신이라든가 영혼이라든가 그러한 것들을 결코 본 적도, 느껴 본 적도 없다.

정신이 있고 육체가 있지 않고 육체가 있고 정신이 있다. 몸이 있어야 마음이 있지 마음이 먼저 있고 몸이 있지 않다. 몸이 죽으면 마음도 정신도 생각도 모두 사라지는 것이 자연이다. 존재하지도 않지만 설혹 영혼이 육체가 사는 동안에는 존재한다고 해도 육체가 죽고 사라지면 영혼 또한 사라지는 것이다. 이런 이유는 뒤에서 또 상세히 설명할 것이다.

22) 기원론

사람들은 옛날에 지어진 책들이나 과학적인 근거를 제시하며 우주의 기원과 생명의 시작과 인류의 기원을 주장한다. 그리하여 어떤 신을 내세우기도 하고, 진화를 주장하기도 하고, 우연이라고 하기도 하고, 역사나 신화나 전설 속에 어떤 특정한 인물을 내세우기도 하고, 음양오행의 원리를 내세우기도 하고, 또는 어떤 물질을 내세우기도 한다. 그리고 이러한 근거를 토대로 인류의 나아갈 바를 말하고, 죽음 뒤의 삶을 말하고, 인류의 미래를 예언하기도 한다.

하지만 그 어떤 근거로도 신비롭기 그지없는 우주와 생명과 인류의 기원을 명확히 설명할 수는 없다. 서로 사랑해서 눈에 넣어도 아프지 않아 아기까지 낳아 수십 년을 함께 산 사람의 말도 때로는 오해해서 싸우고, 그러다가 헤어지기가 일쑤인데, 목소리 한 번 들어본 적이 없는 사람, 그것도 수백 년 전, 수천 년 전 사람이 한 말, 그것도 본인이 직접 써서 후세 사람들에게 전한 것이 아니고 거의가 주변 사람이나 제자들이 기록해서 전해진 종교와 철학 서적들, 그래서 얼마나 미화되고, 얼마나 과장되고, 얼마나 조작되었는지도 모르는 책들을 가지고 진리를 말하고, 인류의 기원을 말하고, 인류의 나아갈 바를 말하고, 인류의 미래를 말하는 것은 참으로 위험한 일이 아닐 수 없다. 눈에 보이는 이 자그마한 몸을 이리 찢고, 저리 찢어 수백 년을 현미경으로 들여다봐도 아직도 수많은 비밀을 풀지 못하고 있는데 감히 얼마나 넓은지도 얼마나 오래 됐는지도 모르는 우주와 생명과 인류의 기원에 대해 마치 영화를 보고 나온 사람처럼 말하는 것은 얼마나 위험한 일인가?

언제나 무엇을 주장하고자 할 때는 누가 봐도 고개를 끄덕일 만큼 명확한 근거를 제시해야 시비와 오해가 일어나지 않을 것이다. 과거로 인해 현재가 있고 현재가 있음에 미래도 있는 것, 이것이 자연의 질서요, 세상 이치다. 그러므로 신이 인간을 창조했다면 신의 뜻이 우리 몸에 남아 있을 것이요, 진화에 의해 인간이 생겨났다면 진화의 질서가 우리 몸에 흐르고 있을 것이요, 또 그 외의 우리 인간의 생각으로 도저히 알 수가 없는 어떤 질서나 뜻에 의해 우리 인간이 탄생했다면 그 질서와 뜻이 우리 몸에 남아 있을 것이니, 우리 몸이 곧 살아 있는 옛날이요, 인류의 나아갈 미래가 아니겠는가?

그러므로 우주는 어떻게 운행되는가, 나는 왜 태어났는가, 인간은 어떻게 생겨났는가, 생명의 기원은 무엇인가, 신은 존재하는가. 죽음 뒤의 세상은 어떤 모습인가 등등, 생각들이 만들어낸 미로에 빠져 수백, 수천, 수만 년을 생각하고 토론해도 결론이 나지 않을 문제들에 삶의 소중한 시간들을 허비하지 말고 오로지 그대의 몸을 보라. 그리고 그 몸을 따르라. 그것이 아득한 과거를 알 수 있는 가장 현명한 방법이요, 불확실한 미래에 대처하는 가장 현명한 방법일 것이다.

그러므로 어찌 보면 신화 같고 전설 같고 소설 같은 아득한 과거의 책들에서 우주의 비밀과 인류의 기원을 찾으려 하지 말고 오직 그대 몸을 보라. 그대 몸이 살아 있는 과거요, 앞으로 닥쳐올 미래요, 우주의 비밀이 담긴 경전이요, 생명의 역사가 기록된 책이다. 과거와 현재와 미래는 따로 따로 분리되어 있는 것이 아니라 하나로 이어져 있는 것이다. 여기와 저기, 나와 우주, 너와 나는 둘이 아닌 하나다. 이것이 자연의 질서요, 세상 이치가 아니겠는가?

비록 과거의 위인이나 성인들이 남긴 종교, 철학, 사상 서적뿐만 아니라 최근에 지어진 책들을 대할 때도 마찬가지다. 글은 얼마든지 잘 쓸 수 있고, 얼마든지 자신의 삶과 다르게 쓸 수 있으니 그 책의 내용이 아무리 그럴 듯해도 그 책을 쓴 사람이 불행하고, 병들고, 모순된 삶을 살고 있다면 그 책 역시 허상이나 거짓에 불과한 것이다. 그런데 자기 몸 하나도 건사하지 못해서 질병으로 고생하다가 죽은 사람들이, 질병으로 환갑도 넘기지 못한 사람들이, 심지어는 중병을 앓다가 죽은 사람까지도 인류의 기원과 생명의 진리와 건강법과 죽음 뒤의 세상과 우주에 대해 그럴듯하게 쓴 책으로 가득하고, 또 많은 사람들이 이런 책들을 신봉하고 있으니 참으로 모순이 아닐 수 없다.

죽음 뒤의 세계는 아무도 모른다. 인류의 미래는 아무도 모른다. 생명의 탄생 기원은 영원히 알 수가 없다. 우주의 비밀은 영원히 알 수가 없다. 이러한 것들은 신비의 영역으로 남겨두고 말하려 하거나 알려 하지 말아야 한다. 이러한 것들을 말하거나 알려 한다면 생각의 미로에 빠져 영원히 방황하게 될 것이다.

23) 종말론

대개의 종교와 그런 종교에 영향을 받은 사람들은 나름대로의 종말을 말한다. 하지만 자연의 세계에서 종말은 존재하지 않는다. 자연은 돌고 돌기 때문이다. 왜 그런가? 그 이유는 균형을 이루기 위함이다. 계절이 바뀌고, 바람이 불고, 눈이 오고, 비가 내리는 현상들, 또한 가뭄, 태풍, 지진, 폭설, 장마 등등의 현상들도 모두 자연이 스스로 어떤 균형을 잡기 위한 현상인 것이다. 따라서 이런 현상은 결코 하늘이 노한 것도, 신이 벌을 주는 것도, 종말이 다가오는 것도 아니다. 이것은 마치 빨래를 널면 빨래에 배어 있던 수분이 공기 중의 습도와 같아져서 빨래가 마르는 현상과 하나도 다를 게 없는 것이다.

이 세상을 움직이는 영원한 진리는 자연의 질서이며, 자연의 질서를 한마디로 설명하면 균형이라고 할 수 있으며, 자연의 모든 존재는 그 균형을 이루기 위해 쉼 없이 돌고 도는 것이다. 사람의 생각에는 끝이 있을지 모르지만 자연에는 끝이 없다. 쉼 없이 돌고 도는데 어디가 끝이고 어디가 시작이란 말인가.

그러므로 천국이니 지옥이니 극락이니 영혼이니 하는 말들도 모두 자연의 이치에 맞지 않는 것이다. 영원히 변하지 않는 것은 세상에 존재하지 않으며 자연에 이치로 보면 비가 구름이 되고 큰 것은 작은 것이 되고 모인 것은 흩어지게 되는 것이다. 따라서 종교에서 말하는 극단적이 말들은 모두 이것이 저것이 되고 저것이 이것이 되는 자연 순환의 법칙에 어긋나는 말들인 것이다.

원자탄이 떨어진 자리에서도 풀은 다시 살아난다. 어떤 무기, 어떤 천재지변도 어떤 질병도 사람을 비롯한 생명체들을 모두 죽이지 못한다. 죽는 것은 약해 빠진 사람들뿐이다. 죽는 것은 자연을 거역한 사람들뿐이다. 종말을 인정하는 사람은 살아 있어도 살아 있는 것이 아니다. 그 사람은 이미 자신의 생각에 의해 종말을 맞고 있는 것이다. 종말은 생각 속에서나 존재하는 허상의 세계다.

물론 인간은 언젠가는 자연을 어긴 대가를 크게 받게 될 것이다. 지금도 받고 있다. 하지만 자연을 어긴 대가로 인해 아무리 큰 재앙이 발생한다 해도 또 인간이 만든 문명에 의해 이 아름다운 지구가 아무리 짓밟혀져도 또 우리가 알 수 없는 어떤 우주의 변화에 의해 엄청난 천재지변이 일어난다 해도, 자연은 위대하고, 신비롭고, 아름다운 생명의 순환을 영원히 멈추지 않을 것이다.

24) 환경

몸과 마음이 약한 사람들은 어려움이 닥쳐오면 먼저 자기 자신을 돌아보려 하지 않고 오염된 환경, 수맥, 풍수, 사주팔자 등등의 외적인 것에서만 문제점을 찾으려는 경향이 있다.

물론 환경은 생명이 살아가는 데 있어 매우 중요한 요소다. 하지만 강한 사람은 어느 정도의 열악한 환경을 이겨내고 생활할 수 있다. 그러므로 몸에 이상이 오면 먼저 자기 자신이 흡연, 과로, 과음 등의 나쁜 짓을 하고 있지는 않는지를 돌아봐서 그러한 것들을 제거한 후에 이 책에 있는 자연스러운 건강법들을 수련하는 것이 순서일 것이다. 이렇게 했는데도 건강이 좋아지지 않는다면 그때 자신이 처한 환경을 돌아보는 것이 순서일 것이다. 그렇지 않고 모든 원인을 먼저 주위의 환경 탓으로만 돌리고 패배자나 허무주의자처럼 고향이나 자연을 찾는 것은 본인은 물론 가족들에게 더 큰 부담이 될 수 있기 때문이다.

물론 사람은 모두 다르므로 아무리 수련을 해도, 아무리 몸을 따르는 생활을 해도 환경을 이겨내기 어려운 약한 사람이 있게 마련이다. 이런 사람들은 매연 가득한 도시를 떠나 하루 종일 앉아 있어야 하는 시멘트 사무실과 아파트를 떠나 맑은 물과 공기가 있는 자연으로 떠나야 할 것이다.

2. 몸 따라 식사하기

세상에는 많은 식사법이 있다. 하지만 모두 몸의 흐름을 무시한 공식으로 되어 있다. 공식이란 누구에게나 맞는 진리가 아니다. 그러므로 어떤 사람에게는 맞지만 어떤 사람에게는 심각한 부작용을 초래할 수가 있다.

생각으로 지어낸 공식과 같은 말들을 경계하라. 공식은 결코 진리가 아니다. 진리는 깨우친 사람만이 얻을 수 있는 열매지, 노력 없이 남에게 선물처럼 얻을 수 있는 열매가 결코 아니다. 공식은 왜 진리가 될 수 없는가. 그것은 몸의 흐름을 무시하기 때문이다. 음식은 몸으로 들어가는 것인데 몸의 흐름을 외면한다는 것은 있을 수 없는 일이며 때로는 위험하기까지 한 것이다.

몸 따라 식사하기는 몸의 흐름과 요구에 따르는 식사법이다. 몸은 완전하기에 몸을 잘 보면 언제 무엇을 어떻게 먹고 마셔야 하는

가를 저절로 깨달을 수 있는 것이다. 그러므로 몸 따라 식사하기는 공식이 아니다. 그러므로 부작용이 있을 수 없으며 누구에게나 맞는 완전한 식사법이라 할 수 있다.

1) 몸 따라 식사하기의 초점

몸 따라 식사하기는 입과 배와 항문을 편안하게 하는 데 초점을 둔다. 편안함이 건강이요, 행복이요, 깨달음이기 때문이다.

입의 편안함이란 입에 맞는 음식을 먹는 것이요, 배의 편안함이란 배고픔, 배부름, 트림, 속 쓰림, 더부룩함, 허전함 따위의 증상이 없이 먹는 것이요, 항문의 편안함이란 좋은 변을 보는 것이다. 입과 배와 항문은 매우 밀접한 관계가 있으니 입에 맞는 음식이 배를 편안히 해 주고 배가 편안해야 좋은 변을 볼 수 있기 때문이다.

몸 따라 식사하기의 초점은 입과 배와 항문의 편안함이지만 그중에서도 가장 큰 초점은 항문의 편안함에 있다. 항문이 편안해지기 위해서는 변을 잘 봐야 한다. 그러므로 변이란 식사를 잘 했느냐 못했느냐에 대한 최종 결과라 할 수 있다.

2) 좋은 변이란

변과 음식과 몸은 하나다. 변이 좋지 않다면 그 사람은 결코 올바른 식사, 올바른 생활, 올바른 수련을 했다고 볼 수 없다. 그러므로 건강하다고 볼 수도 없는 것이다. 좋은 변은 여섯 가지 조건을 갖추어야 하는데 대개는 채식 위주의 식사로 해결할 수 있을 것이다.

첫째, 쉽게 나와야 한다.

가능한 한 번에 모두 나와야 한다. 누는 데 많은 힘이 들거나 오랜 시간이 걸리지 않아야 한다.

둘째, 물에 떠야 한다.

가능한 오래 떠 있을수록 좋다. 건강한 아이들의 변은 몇 시간이 지나도 물에 떠 있다. 하지만 질병이 있거나 몸 상태가 나쁜 사람의 변은 절대 물에 뜨지 않는다. 좋은 변은 왜 물에 뜨는가. 그것은 음식의 영양분이 완전히 몸에 흡수되어 찌꺼기만 남아 버렸기 때문이다. 그러므로 물에 뜨지 않는 변은 과식, 내장 허약, 몸을 역행한 식사, 때를 어긴 식사 등등의 원인으로 음식이 완전히 소화·흡수되지 않았기 때문이다.

셋째, 변의 색은 황색이어야 한다.

물론 먹은 음식에 따라서 조금씩 다르겠지만 몸이 건강하다면 대개 황색에 가깝게 나올 것이다.

넷째, 양이 많아야 한다.

몸 상태가 좋을 땐 변의 양이 많다. 채식 위주의 식사를 해야 변이 양이 많아진다.

다섯째, 굵고 형태가 있어야 한다.

역시 몸 상태가 좋은 때는 대체로 변이 굵다. 굵으면서 가래떡처럼 형태가 있어야 한다. 풀어지거나 설사처럼 나오면 안될 것이다. 가능하면 채식 위주의 식사을 해야 하는 것이 좋은데 그렇게 못한다면 고기를 반드시 야채와 같이 먹어주는 것이 좋은 변에 도움이 될 것이다. 유해균은 고기 속에서 유익균은 야채속에서 많이 번식하기 때문이다.

여섯째, 향기가 좋아야 한다.

어린 아가들 변에서처럼 약간 시큼한 냄새가 나야지, 역겨운 냄새가 나지 않아야 할 것이다. 시큼하다는 것은 유익균, 즉 유산균이 많다는 것이다.

위의 여섯 가지 현상은 거의 일치한다. 변이 쉽게 나오면 거의 물에 뜨고, 또 그 변은 대개 황색이다. 변이 쉽게 나오고 물에 뜬다며 변의 냄새도 대개 좋을 것이다. 또 변이 위의 조건들을 갖추었다면 소변 역시 좋을 것이다. 소변과 대변, 음식과 변, 머리끝과 발끝, 나와 자연, 나와 우주 이런 것들은 언제나 하나로 일치하기 때문이다.

그러므로 당신이 변을 관찰하다 보면 변이 참으로 정확하다는 것에 놀라게 될 것이다. 과음, 과식, 과로, 엉터리 식사, 문란한 생활, 생각적인 삶, 억지 수련 등등이 변에 정확하게 나타나기 때문이다.

변을 보라!

변이 당신의 내부 모습이다.

굳이 내장 속에 내시경을 넣어 보지 않아도 알 수 있다.

깨달은 우리의 조상들은 그래서 화장실을 갈 땐 늘 '대변보러 또는 소변보러 간다.'라고 했다. '변소에 간다, 똥 누러 간다, 화장실 간다' 하지 않고 '보러 간다'라고 했다. 거듭 말하지만 한 글이 뜻이 이토록 깊다. 이곳에 진리가 있다. 변을 보면 나와 가족들의 몸이 건강한지, 나와 가족들이 몸에 맞는 음식을 잘 먹고 있는지 모두 알 수 있는 것이니 이보다 명확한 진리가 어디 있겠는가?

3) 좋은 변을 보기 위한 조건

좋은 변을 보기 위해서는 편안하게 식사해야 한다. 입과 배와 항문은 하나니 입에 맞는 음식이 배를 편안하게 해 주고 배가 편안해야 좋은 변을 볼 수 있으므로 항문이 편안해지기 때문이다. 이제 좋은 변을 보기 위한 '몸 따라 식사하기'에 대해 하나하나 살펴보자.

① 잘 씹는다

우리 몸에 이가 있고 음식을 보면 군침이 도는 이유는 음식을 잘 씹어 먹으라는 뜻일 것이다. 침에 어떤 성분이 있는지 모두 알 수는 없지만 이와 같은 현상으로 볼 때 침에는 음식을 잘 삭힐 수 있는 어떤 성분이 있는 것이 분명할 것이다. 잘 씹기 위해서는 밥 한 숟갈 뜰 때마다 딱딱한 누룽지, 콩자반, 볶은 콩, 생쌀, 볶은 현미 등 딱딱한 음식물들을 기호에 맞게 조금씩 같이 먹는 것이 좋다.

잘 씹어 먹는 것은 소화에만 도움을 주는 것이 아니라 치아 건강에도 지대한 영향을 미친다. 근육을 늘 사용해야 튼튼해지는 것처럼 치아도 음식을 꼭꼭 씹어 먹어야 튼튼해진다. 특히 이가 자라나는 시기의 아이들은 수시로 딱딱한 과자나 볶은 콩 또는 누룽지 따위를 자주 주어서 치아의 뿌리인 턱을 튼튼히 만들어주어야 한다. 요즘 아이들이 이가 벌어지고, 삐뚤게 자라고, 충치가 많은 원인이 바로 우유, 빵 흰밥, 주스 등 부드러운 음식만 먹어서인 것이다. 땅이 비옥해야 나무가 잘 자라듯이, 턱이 튼튼해야 이가 잘 자랄 것이다.

② 배고플 때 먹는다

배가 고프다는 것은 불편한 것이다. 불편한 것이 누적되면 병이 된다. 배고플 때 식사를 하면 몸과 마음이 편안해지니 식사는 배고플 때하는 것이 틀림없는 진리다. 똥마려울 때 똥 누고, 졸리면 자고, 목마르면 물마시고 배고프면 밥 먹는 것이 진리가 아니겠는가.

배가 고프다는 것은 우리 몸이 음식을 받을 만반의 준비가 다 되었음을 뜻한다. 따라서 배고플 때 식사를 하게 되면 그렇지 않을 때 식사하는 것보다 훨씬 많은 효과를 얻을 수 있을 것이다. 그 효과가 무엇인지 살펴보자.

첫째, 침이 저절로 많이 나오게 되므로 소화·흡수가 잘될 것이다.

둘째, 침뿐만이 아니라 소화액도 알맞게 잘 나와 소화·흡수가 잘될 것이다.

셋째, 음식 맛이 좋아 기분이 더욱 상쾌해질 것이다.

넷째, 배가 고플 때 식사를 하게 되면 몸이 필요로 하는 음식이 저절로 떠오르게 되지만 배가 고프지도 않은데 식사를 하게 되면 몸과는 상관없이 생각으로 음식을 선택하게 된다. 그러므로 가능한 배고픔을 느낀 후에 식사를 하게 되면 몸이 필요로 하는 음식을 먹게 될 확률이 높다고 볼 수 있다.

③ 편안한 만큼만 먹는다

소식, 단식, 하루 한 끼, 하루 두 끼, 하루 세 끼, 아침 생략, 점심 생략, 저녁 생략 따위의 공식적인 식사법들을 경계하라. 소식이든 단식이든 하루 한 끼건 하루 두 끼건 그런 것은 몸이 알아서 결정할 일이지 생각이나 지식, 영양학 따위의 고정관념에 의해 좌우되어서는 안 될 것이다.

배가 고프다는 것은 음식을 넣으라는 뜻이요, 배가 부르다는 것은 음식을 그만 넣으라는 뜻이니 배가 고플 때마다 배가 편안한 만큼만 먹는 것, 이것이 몸 따라 식사하기다.

배가 편안해지는 음식의 양은 사람마다 다를 것이다. 그 양은 개인의 체질, 운동량과 노동량과 활동량, 배고픔의 정도, 수련 정도, 심리 상태, 질병 상태 등등에 따라 달라져야 할 것이다.

인간은 결코 학이나 거북이가 아니다. 인간은 또 소나 돼지도 아니다. 인간은 오직 인간일 따름이다. 그러므로 몸은 더 요구하는데 소식이 좋다는 고정관념에 빠져 몸의 뜻을 어기거나 몸은 거부하는데 탐욕으로 배를 혹사시킨다면 그 대가를 반드시 받게 될 것이다.

배가 고파질 때마다 배가 편안한 만큼만 먹자. 그래야 배가 편안해져서 소화가 잘 될 것이요, 그렇게 되면 항문도 저절로 편안해질 것이다. 또 배와 항문이 편안해지니 마음도 같이 편안해질 것이다. 편안함이란, 약간은 여유가 있는 삶일 것이다. 그러므로 늘 배부르게 식사하는 것보다 약간은 부족한 듯 식사하는 것이 옳다고 볼 수 있다. 따라서 배터지게 먹는 것은 참으로 어리석은 짓이라 할 것이다.

④ 어떤 음식을 먹어야 하는가

첫째, 입이 당기는 음식을 먹는다.

입에 당기는 음식은 맛이 있을 것이다. 맛이 있다는 것은 몸에서 필요로 한다는 뜻이다. 맛이 있는 음식을 먹는 것처럼 큰 즐거움이 이 세상에 어디 있으랴? 맛이 있어야 침과 소화액이 잘 나오니 소화도 잘 되고 기분도 좋아질 것이다. 그러므로 맛있는 음식을 먹으면 배가 편안하므로 자연히 변도 좋아질 것이다. 맛있는 음식을 먹으라 해서 달달한 음식만 먹으라는 뜻이 아니다. 여러 가지 음식 중에서도 그날 특히 당기는 음식이 있는데 바로 그런 음식을 맛있는 음식이라 하는 것이다.

둘째, 먹고 나서 배가 편안한 음식을 먹는다.

아무리 맛이 있어도 먹고 나서 배가 불편해지면 먹지 말아야 한다. 차라리 맛이 조금 없더라도 먹고 나서 배가 편안해진다면 그 음식을 먹어야 할 것이다. 배의 편안함은 전통음식과 관계가 깊다. 우리의 주식은 쌀이고 서양의 주식은 밀이다. 왜 그런가. 우리는 밥을 먹어야 배가 편안해지고 서양인은 빵을 먹어야 배가 편안해지기 때문이다. 이처럼 우리 고유의 국, 찌개, 탕, 김치 등의 전통 식품들은 우리 배를 편안히 해 주므로 오랜 세월 동안 끊어지지 않고 이어져왔던 것이다. 그렇다고 꼭 전통 식품만을 고집할 수는 없다. 전통 식품도 때로는 고정관념이 될 수 있으므로 늘 입과 배와 변을 보면서 음식을 섭취해야 할 것이다.

대개 식사 후에 배가 불편해지는 것은 생각적인 식사를 했기 때문이다. 우리 몸은 예민하다. 그중에서도 혀는 몹시 예민하다. 음식을 먹다 보면 당기고, 질리고, 물리는 것들이 있게 마련이다. 대개 입에서 당기는 것들은 배를 편안히 해 주기 때문에 어지간히 먹어도 배가 부르지 않지만 입에서 당기지 않는 것들은 조금만 먹어도 배가 더부룩해진다. 그러므로 음식을 먹을 때는 생각으로 먹지 말고 가능한 코의 감각과 혀의 감각, 그리고 그날의 먹고픈 음식을 찾는 감각적인 식사를 해야 하는 것이다.

하지만 현대인들은 생각으로 만든 영양학, 체질론 등의 지식에 빠져 몸의 감각을 외면한 생각적인 식사를 하고 있다. 또 화학조미료, 가공식품의 범람으로 인해, 또 술과 담배로 인해 혀와 코의 감각을 많이 잃어버린 탓에 몸에 거슬리는 식사를 하고 있는 것이다. 그러므로 대개의 사람들은 몸의 감각만으로는 몸이 요구하는 음식을 찾기가 어렵게 되었다. 따라서 냄새와 맛으로 음식을 선택함과 동시에 배의 편안함과 항문의 편안함도 염두에 두고 식사를 해야 하는 것이다.

결론적으로 말하면 먹고 나서 배가 불편해지거나 변이 좋지 않거나 기운이 나지 않는 음식들은 그것이 아무리 몸에 좋고 아무리 맛이 있는 음식이라고 피해야 하는 것이다.

⑤ 몇 끼를 먹어야 하는가

우리의 생각으로는 우리 몸을 알 수 없다. 언제 배가 고파 올지,

몇 번 배가 고파 올지 알 수 없다. 환경적인 요인, 심리적인 요인, 체력과 나이 등에 따라 어떤 때는 하루 종일 있어도 배가 고프지 않을 때도 있고, 어떤 때는 자주 배가 고파 올 때도 있을 것이다. 배가 고프지 않다는 것은 위대하고 정교한 우리 몸이 아직 음식을 받을 준비가 되지 않았음을 뜻하는 것이요, 배가 고프다는 것은 음식을 받을 준비가 되었음을 뜻하는 것이다.

생각으로 판단하지 말자. 그저 위대한 몸의 요구에 따라 하루 한 끼건, 두 끼건, 세 끼건, 네 끼건, 다섯 끼건 배고플 때마다 배가 편안한 만큼만 먹어주면 되는 것이다.

⑥ 잠잘 때는 더욱 편안히

배가 고플 때마다 배가 편안한 만큼만 먹는 것이 진리라 해도 잠잘 때는 더욱더 조심해야 한다. 자칫 잠들기 전까지 먹은 음식이나 물이 소화되지 않은 채로 잠들게 되면 깊은 잠을 잘 수 없기 때문이다. 앞에서 언급했듯이 우리 몸은 잘 때 정화된다. 하지만 음식이나 물이 배가 차 있게 되면 깊은 잠도 잘 수 없고 음식과 물을 소화시키느라 몸이 정화될 시간이 없기 때문이다. 음식보다 더 중요한 것이 깊은 잠이다.

⑦ 물은 언제 먹는가

변이 좋아지기 위해서는 음식을 잘 먹는 것도 중요하지만 물을 잘 마시는 것도 매우 중요하다. 우리 몸이 물을 필요로 할 때는 갈증이 난다. 갈증이 일어나는 것은 몸이 균형을 잡기 위한 것이다. 그러므로 갈증이 날 때물을 마시면 몸이 균형을 이뤄 편안해지는 것이다.

몸에서는 물을 요구하는데 어떤 의학적 지식이나 고정관념에 의해 물을 먹지 않거나 필요 이상으로 마신다면 몸의 균형은 깨지게 될 것이며 그것은 정확하게 변에 나타나게 될 것이다. 결론은 갈증을 느낄 때 마셔야 할 것이다.

⑧ 물은 얼마만큼 먹는가

밥을 배가 편안한 만큼만 먹듯이 물도 갈증을 해소할 만큼만 마신다. 하지만 사람들은 육각수가 좋다, 온수가 좋다, 물은 적게 마시는 것이 좋다, 무슨 차가 좋다, 하루 몇 리터 이상 마셔야 좋다는 등의 공식적인 말에 현혹되어 물을 필요 이상 또는 필요 이하로 마시면서 몸의 균형을 깨고 있다.

물을 필요 이상으로 마실 경우 몸이 차가워져 감기와 몸살 암 등등 갖가지 냉병에 걸리기 쉽고, 또한 핏속에 염분농도가 떨어지면 핏속에 바이러스가 번식하기 좋으며 심할 경우 패혈증으로 이어질 수가 있는 것이니 물을 적당히 먹는 것이 이토록 중요한 것이다.

갈증은 개개인의 체질, 노동량, 활동량, 운동량, 먹은 음식의 양과 질, 몸 상태, 질병 상태, 심리 상태, 계절 등등에 따라 달라져야 한다. 그러니 공식이란 얼마나 엉성한 것인가. 나는 살아오면서 거의 물을 마시지 않고 사는 사람도 봤다.

서양 사람들은 육식 위주의 식사로 많은 물을 먹어야 피가 맑아지므로 물을 많이 마신다. 최근에는 이러한 서양의 식사문화를 무분별하게 받아들여 필요 이상의 물을 마시는 경향이 있다. 하지만 우리는 채식 위주의 식사를 하고 또 냉체질이 많으므로 그렇게 많은 물을 필요로 하지 않는다. 어디 식사문화뿐이겠는가. 종교, 철학, 풍습 등의 서양 문화는 그 나라의 환경에 맞게 발전하고 존재해 왔던 것인데 문화와 체질이 전혀 다른 우리가 서양 문화를 여과없이 받아들이는 게 안타깝다.

서양 여성들은 아이를 낳은 후에 곧바로 샤워를 하고 찬 우유를 마실 수가 있다. 우리하고는 비교할 수 없을 만큼 체질이 다르다. 그러므로 무분별한 서양의 영양학이나 식사법을 따라가는 것은 매우 위험하다.

다시 한번 강조하지만 물은 갈증을 해소할 만큼만 마신다. 그리고 식후에 마시는 물은 더욱 조심해야 한다. 우리는 습관적으로 식후에 물을 마시는데 나이가 들수록 또는 사람에 체질에 따라서는 식후에 물이 위액을 희석시켜 먹은 음식의 소화를 방해할 수가 있다. 이런 사람들은 식사 때에 국을 많이 먹는 것도 좋지 않다. 물, 이것은 좋은 변을 보기 위해 매우 중요한 조건이므로 대변이 좋지 않은 사람은 반드시 점검해 봐야 할 것이다. 물을 얼마만큼, 언제 마셔야 하는가는 오직 몸이 결정할 일이지 나의 생각도 아니요, 의사나 박사가 결정할 일이 아니다. 우리는 오직 몸의 요구에 따르면 될 뿐인 것이다.

⑨ 어떤 물을 먹는가

생수가 좋다. 사람은 아주 오랜 옛날부터 이 물을 먹고 살아왔다. 약수를 먹고 건강을 회복했다는 사람들이 많은 것은 오염되지 않은 생수에 우리 몸에 좋은 성분이 있기 때문일 것이다. 생수에 어떤 성분이 있는지 다 알 수는 없지만 대개 유명한 약수에서는 녹 냄새가 심하게 나는 걸로 봐서 철분이 많은 물이 좋은 물이라는 걸 짐작할 수 있을 것이다. 철이란 우리 몸의 피를 만들고 형성하는 데 큰 역할을 한다. 인간은 수억 년 전부터 철이 많이 든 자연수를 마시면서 진화했기에 때문일 것이다. 현대인은 정수기와 스테인리스, 알루미늄 용기 등의 사용으로 여러모로 철분 섭취가 힘들다. 그러므로 예전보다 잘 먹어도 빈혈에 시달리는 사람이 많다. 그래서 약수를 먹고 몸이 좋아졌다는 말이 일리가 있는 것이다.

⑩ 어떤 식품이 몸에 좋은가

음식을 선택할 때는 다음의 세 가지가 중요하다.

첫째, 자연적인 음식을 먹자.

음식을 익혀 먹든, 생으로 먹든 가능한 공장에서 가공되지 않은 것을 먹도록 하자. 사람의 생각이 가득 담긴 통조림, 사람의 생각을 그럴듯하게 포장한 가공식품, 사람의 생각이 잔뜩 녹아 있는 가공 음료수 등등. 이런 것들보다는 자연의 신비가 살아 있는 음식이 좋음은 설명이 필요 없을 것이다.

둘째, 가능한 제철 음식을 먹자.

셋째, 흔한 음식을 먹자.

당신의 몸에서 기운이 나지 않거나 질병이 있는 것은 산삼이나 인삼, 웅담이나 백사 따위의 희귀 동물이나 희귀 약초를 먹지 않아서가 아니라 몸과 마음의 흐름을 거슬리고 살아가기 때문이다. 사랑하는 사람을 만나서 가정을 꾸리고 아이 낳고 사는 평범한 삶이 가장 위대한 삶인 것처럼, 주변에서 흔히 볼 수 있는 음식들이 가장 우리 몸에 가장 좋은 음식이다. 공기와 햇빛과 물은 가장 흔하지만 이런 것들이 없다면 생명은 존재하지 못한다. 우리 몸은 이처럼 흔한 것과 잘 어우러지도록 되어 있다. 이와 마찬가지로 밥상에 흔히 올라오는 음식이 가장 우리 몸에 잘 맞는 음식이요, 보약인 것이다. 의학과 상업적인 지식에 오염되어 많은 사람들은 귀한 것만이 신비한 것으로 알고 있다. 하지만 그것은 틀리다. 물, 공기, 햇빛과 같이 쌀을 비롯한 밥상위의 흔한 식품 일수록 가장 좋은 식품이라는 사실을 깨달아야 할 것이다.

위의 세 가지 식품 중에서 흔한 식품을 먹는 것은 문제가 되지 않지만 도시생활을 하는 대부분의 사람들이 자연적인 식품과 제철 식품을 섭취하기는 매우 어려울 것이다. 하지만 너무 걱정할 필요는 없다. 당신의 몸이 균형을 이루고 있다면 어느 정도 제철이 아닌 식품을 먹어도 몸의 균형은 흐트러지지 않을 것이다. 그러므로 위의 조건들에 너무 얽매여 정신적으로 부담을 가질 필요는 없을 것이다. 건강이란 종합적인 것이라는 사실을 기억하자.

⑪ 발효음식을 먹자

최근엔 유산균에 대한 관심이 뜨겁다. 변이 좋다는 것은 그만큼의 유익균이 배 속에 많이 살고 있기 때문이다. 시중에 많은 유산균들이 있지만 청국장, 된장, 고추장, 각종 김치들에 사는 유산균만 한 것은 없을 것이다. 우리가 어려서부터 섭취해 왔고 조상 때부터 섭취해 왔던 것이기에 아마도 우리 몸에 가장 유익할 것이다. 이것 또한 지식으로 받아들일 것이 아니라 변을 보며 확인하면 될 것이다. 장이나 김치 등의 우리식품을 만들 때는 앞에서 소개한 불에 구운 소금을 쓰면 맛에서 신선도에서 유산균 배양 면에서 효과가 훨씬 클 것이다.

⑫ 찬 음식을 조심하자

문명의 발달로 집집마다 냉장고가 있어 사람들은 습관적으로 냉장고에서 찬 음식을 꺼내 먹는다. 하지만 소화력이 약한 사람, 몸이 찬 사람들 설사나 묽은 변을 보는 사람들은 찬 음식을 조심해야 한다. 특히 아침에 일어나자마자 마시는 생수나 주스나 우유 따위는 몸이 찬 사람들이 특히 조심해야 할 것이다. TV에서 아침에 마시는 물이 좋다고 해서 물을 마신 후론 늘 설사를 한 사람이 있었는데 아침에 물 먹기를 멈추니까 설사도 멈춘 사람도 보았다.

우리 민족은 찬 음식보다는 따뜻한 음식이 대개 몸에 맞는다. 그것은 우리의 전통 음식들이 거의 뜨거운 국, 탕, 찌개 등으로 구성되어 있고 또 파, 마늘, 고추, 소금, 생강, 젓갈 등 대부분 열이 나는 재료로 만들어지는 것만 봐도 알 수 있는 것이다. 그러므로 설사, 잦은 복통, 소화 불량, 변비, 허약, 감기 등으로 고생하는 사람들은 평소 찬 음식을 습관적으로 먹고 있지 않는가를 돌아봐야 할 것이다. 물론 체질이나 계절 등에 따라서 찬 음식을 먹을 수는 있을 것이다. 하지만 찬 음식을 먹더라도 어떤 체질론이나 음양론에 빠져서 선택하지 말고 언제나 몸의 요구를 따름과 동시에 변의 상태를 살펴가며 취사선택을 해야 할 것이다.

⑬ 소변에 대하여

위에서 잠시 언급했지만 대변이 이상적으로 나온다면 소변 역시 이상적으로 나올 것이다. 그래도 혹시 소변이 자주 나오거나 탁하다면 방광에 부항을 뜰 필요가 있다. 방광염이라면 많은 어혈이 나올 것이다.

⑭결론

지금까지 좋은 변을 보기 위한 여러 가지 조건들과 사람들이 간과하기 쉬운 찬 음식과 생식과 물에 대해서도 자세히 살펴보았다. 다시 한번 강조하지만 이런 모든 조건들은 결코 공식으로 받아들여져서는 곤란하다. 사람들 중에는 찬 음식과 냉수를 좋아하는 사람이 얼마든지 있고, 또 생식을 해서 건강이 좋아졌다고 하는 사람들도 있으니 앞에서 언급한 모든 조건들은 각자의 체질, 소화력, 계절, 환경, 질병 상태, 나이, 수련 정도 등에 따라 본인 스스로가 지혜롭게 조절해야 할 것이다.

결론적으로 말하면, 이 세상에 누구에게나 또 어느 때나 항상 몸에 좋은 음식은 없다. 그러므로 음식을 먹을 땐 가능한 음식에 대한 공식, 지식, 영양학, 체질론 등을 따르는 생각적인 식사가 아닌, 배가 고플 때마다 그때그때의 입맛, 후각, 직감 등을 따르는 감각적인 식사를 해야 하는 것이다.

그러므로 몸 따라 식사하기는 스스로 깨우칠 수밖에 없는 것이다. 이렇게 몸을 기준으로 하는 감각적인 식사를 하게 되면 생각적인 식사를 할 때보다 훨씬 자기 몸에 필요한 음식을 먹을 확률이 높고 그 결과는 언제나 변에 정확하게 나타나게 될 것이다.

4) 식사 외의 조건들

배가 편안해지고 좋은 변을 보기 위해서는 음식을 잘 먹는 것도 중요하지만 음식 외에 여러 가지 조건들이 반드시 필요하다. 그 조건들은 무엇인지 살펴보자.

① 배를 튼튼히 하자

허약한 사람이나 질병이 있는 사람들은 자기 배가 허약한 것은 돌아보지 않고 음식 탓만 하며 이것저것 골라 먹는다. 하지만 배가 허약하면 어떤 음식을 먹어도 기운이 나지 않는다. 음식도 중요하지만 배도 중요하다. 배가 튼튼하면 소화·흡수를 담당하는 내장기관도 튼튼하므로 웬만한 음식은 완전히 소화·흡수시킬 수 있어 좋은 변을 보게 되고 적게 먹어도 기운이 나지만 배가 허약하면 아무리 좋은 음식을 먹어도 소화·흡수가 안 되니 좋은 변을 보지도, 기운을 내지도 못한다. 그러므로 울기, 힘주기 등을 수시로 수련하여 배를 강화시켜야 할 것이다.

아울러 앞에서 언급한 자연스러운 치유법 중에서 특히 '발포부항'으로 내장을 깨끗이 해야 할 것이다. 내장에 문제가 있다면 아무리 좋은 음식도 의미가 없는 것이다.

② 몸보기를 생활화하자

음식의 소화, 흡수, 배설은 나의 의지로 하는 것이 아니고 몸이 알아서 저절로 처리하는 것이다. 몸이 알아서 처리하려면 몸이 균형을 이루고 있어야 한다. 몸이 균형을 이루지 못하고 있으면 어떤 음식을 먹어도 제대로 처리될 수가 없다.

몸보기는 몸의 균형을 이루는 데 가장 좋은 수련법이다. 그래서 몸보기를 수련하다 보면 자기도 모르게 갑자기 몸이 마구 흔들린다거나 소변이나 대변이 마렵다든지 졸음이 쏟아진다거나 배가 고파지는 등의 현상이 일어나게 되는데 이런 현상들은 모두가 몸이 균형을 찾는 과정에서 일어나는 현상이라고 볼 수 있는 것이다.

③ 몸을 따르는 생활을 하자

생활이 문란하다면 아무리 좋은 음식을 먹어도 기운이 나지도 좋은 변을 볼 수도 없다. 생활 중에서 특히 잠을 잘 자는 것이 매우 중요하다. 피로하면 음식이 당기지도 않지만 억지로 먹어도 제대로 소화가 안 된다.

억지로 하는 것은 모두 부작용을 낳는데 그 대표적인 것이 변을 보는 것이다. 변은 몸이 음식을 소화시켜서 더 이상 배에 남겨 둘 필요가 없을 때 항문을 열어 밖으로 내보내는 것이다. 그러므로 변은 때가 되면 저절로 나오게 마련이다. 하지만 현대인은 직장생활 등에 쫓기거나 또는 대변은 규칙적으로 봐야 한다는 고정관념으로 인해 일어나자마자 갈증도 없는데 찬물을 마시거나 배도 고프지 않은데 밥이나 우유 등을 먹어 강제로 변을 밀어내려 한다. 이렇게 하면 억지로 변이 나올 수도 있을 것이다. 하지만 이런 짓은 몸의 흐름을 거슬리는 짓이기에 반드시 변비, 치질, 위장 장애 등과 같은 부작용을 얻게 된다.

변은 때가 되면 저절로 항문이 열려 나오는 것이다. 이때는 배에 큰 힘을 주지 않아도 쉽게 나오지만 억지로 누려고 하면 배에 큰 힘을 주어야 하기에 치질과 같은 부작용을 얻게 되는 것이다.

④ 걷기를 생활화하자

옛날에는 변비 환자가 거의 없었다. 변비의 원인은 여러 가지가 있겠지만 가장 대표적인 것이 교통 발달로 인한 걷기 부족을 들 수 있다. 새가 날기에 알맞은 구조라면 사람은 걷기에 알맞은 구조일 것이다. 많이 걷게 되면 자연스럽게 배가 튼튼해지고 내장 운동이 활발해진다. 이것은 설명으로 이해하려 하지 말고 직접 걸어 보면서 대변이 나오는 증상을 관찰해 보면 명확히 알 수 있을 것이다.

5) 아이들의 식사

아이들은 선천적인 원인만 아니라면 누구나 건강하다. 왜냐하면 술과 담배를 먹지 않고 생각으로 인한 스트레스를 받지 않기 때문이다. 따라서 아이들의 질병은 거의가 음식 때문에 오는 것이니 아이들의 식사는 더없이 중요하다 할 것이다.

몸 따라 식사하기는 아이들에게서 얻은 지혜다. 그러므로 아이들은 누구나 내버려두면 몸의 요구대로 음식을 먹는다. 그러므로 아이들은 대개 좋은 변을 누게 마련이다.

하지만 아이들도 변을 제대로 보지 못하는 경우가 있다. 그 이유는 아이들이 부모의 생각에 의해서 음식을 먹은 경우다. 그러므로 아이들에게 음식을 줄 때는 가능한 부모의 생각보다는 아이들의 요구에 따라야 한다. 아이들이 배고프다고 할 때 밥을 주고 스스로 먹을 만큼만 먹도록 하여야 한다. 아이들이 목이 마르다고 하면 그때 물을 주면 될 것이다.

그러려면 아이들에게는 식사 전에 공장에서 만든 빵, 과자, 사탕 따위를 주지 않도록 해야 할 것이다. 그런 것들을 줄려면 식사 후에 가능한 집에서 정성 들여 만든 것을 주어야 한다. 공장에서 만든 식품에는 수많은 화학 물질이 섞여 있다. 그런 것들로 인해 아이들의 예민한 혀와 코가 오염되지 않도록 주의해야 할 것이다.

6) 식사로 통해 본 세상 이치

종교, 철학, 사상 등의 영향으로 사람들은 신념, 믿음, 확신 따위의 정신력에 대해 지나치게 집착하는 경향이 있다. 하지만 정신력이라는 것은 허상에 불과하다. 배가고플 때 이겨내는 방법은 밥을 먹는 방법 외에는 없다. 아무리 정신력으로 이겨내려 해도 배고픔을 이겨낼 수 없다. 밥을 먹고 아무리 소화가 되지 말라고 기도하고 빌어도 밥은 소화가 잘 될 것이다. 그러므로 정신력이란 것은 자연적인 순리라기보다는 억지에 가깝다. 그런 것들이 심리적인 작용으로 인해 순간적으로 어떤 효과를 나타낼지 모르지만 결국은 허상이므로 허상을 쫓았던 대가를 반드시 치르게 될 것이다.

균형 있는 식사를 하면 자기의 의지에 관계없이 저절로 좋은 변을 볼 수 있다. 그러나 생각에 치우쳐 몸을 어기는 식사를 하게 되면 아무리 정신을 집중해도, 아무리 기도하고 빌어도 결코 좋은 변을 볼 수 없다.

이것이 자연의 질서요, 세상 이치다. 이처럼 세상의 모든 일은 저절로 이루어진다. 그리고 저절로 이루어지는 그 질서 속에는 반드시 시작과 과정과 결과가 존재한다. 이와 마찬가지로 몸과 마음을 따르는 삶을 살면 우리의 의지나 이성이나 생각이나 정신력이나 믿음이나 기도 따위와 관계없이 건강해질 것이요, 몸과 마음을 어기고 살면 아무리 간절히 기도해도, 아무리 강한 정신력으로 버티려 해도 건강을 유지하지 못할 것이다.

7) 식사와 장수

식사는 수련이 아니고 생활이다. 건강을 지키는 데 있어 생활은 수련보다 훨씬 중요하다. 그래서 배고프면 식사하고, 졸리면 자고, 일어나면 열심히 일하면서 몸의 흐름을 따라 사는, 글도 모르는 시골 노인들 중에서는 백 살이 넘는 장수자들을 쉽게 찾아볼 수 있지만 정신적인 면만을 중요시하며 식사와 생활을 소홀히 여기는 기 수련가·호흡 수련가 또는 종교가·철학가·사상가·예술가·명상가, 그 외에 생각과 지식에 끌려다니는 의사·박사·지식인들 중에서는 장수자들을 찾아보기가 힘들다. 이것은 자연스러운 생활이 억지로 하는 수련, 억지로 만드는 정신력, 억지로 만든 지식보다 훨씬 위대하다는 것을 증명하는 좋은 예일 것이다.

왜 입만 열면 세상 이치를 다 아는 것처럼 말하는 사람들이 글도 모르는 시골의 노인들보다도 장수하지 못하는 이상한 현상이 일어나는 것일까. 그 이유는 정신적인 것만을 중요시하는 사람들이 마음과 몸이 하나라는 사실을 깨닫지 못하고 몸을 무시하는 데서 오는 결과라고 볼 수 있다. 몸과 마음이 둘이라고 보는 것처럼 어리석은 일은 없다.

배가 고프면 마음이 불편하고 음식이 들어가면 마음이 편해진다. 몸이 아프면 마음도 아프고 몸이 건강하면 마음도 건강하다. 또 마음이 아프면 몸에도 영향을 미쳐 병이 생길 것이니 물질과 정신, 몸과 마음은 결코 둘이 아닌 하나라는 사실을 깨달아야 할 것이다.

또 하나 시골 노인들이 유식한 사람들보다 오래 사는 이유는 그 노인들이 지식이나 고정관념에 빠진 생각적인 삶을 살지 않고 언제나 몸을 보며 사는 감각적인 생활을 했기 때문이다. 그래서 어떤 음식은 얼마나 먹어야 하는지, 어떻게 요리해 먹어야 기운이 나고, 배가 편해지며, 변이 잘 나오는가를 평생을 살아오면서 자기 몸을 보고 깨달았기 때문이다. 이것이 곧 깨달음이니 어찌 장수하지 않을 수가 있겠는가.

하지만 유식한 사람들은 자기 몸보다는 영양학이나 체질론 따위의 공식들을 쫓아다니며 몸에서 멀어지는 식사와 생활을 하게 되니 자연히 건강이 시원찮고 수명도 짧아질 수밖에 없는 것이다.

8) 식사와 수련

숫구멍 열기 등을 비롯한 몸보기를 수련하다 보면 식성이 바뀔 수 있다. 숟가락을 놓자마자 배가 고프던 사람은 음식이 덜 먹힐 것이요, 육식이 싫어지기도 할 것이며, 배가 허약해서 음식을 많이 못 먹던 사람은 음식이 더 먹히기도 할 것이다. 또 기호 식품에 변화가 올 수도 있을 것이다. 이런 변화는 모두 몸이 균형을 이루기 위한 현상이다. 그러므로 식사와 수련이 조화를 이루면 적게 먹어도 힘이 날 것이요, 많은 일을 해도 피곤함을 느끼지 못할 것이며, 갖고 있던 질병도 자기도 모르게 사라지게 될 것이다. 하지만 이런 것들은 언제나 몸의 흐름을 따라야지, 성급한 생각으로 음식을 줄이거나 무리하게 운동하지 않도록 주의해야 할 것이다.

9) 식사와 몸의 균형

몸의 요구에 따라 식사하면 몸이 언제나 편안하다. 편안함이 건강함이요, 불편함이 병든 것이니 몸을 늘 편안히 해 주면 병들 이유가 없고 몸을 불편하게 만들면 반드시 병에 걸리기 때문이다.

그러므로 편안함이란 몸이 균형을 이룬 상태요, 불편함이란 몸의 균형이 깨진 상태니 설사, 변비, 감기, 피로 등은 모두 몸이 균형을 잃은 데서 오는 현상이다. 그러므로 이런 현상이 누적되거나 반복되면 난치병으로 이어지게 되는 것이다. 그러므로 몸 따라 식사하기와 몸 따라 생활하기 그리고 자연스러운 수련으로 몸의 요구에 따르는 생활을 하게 되면 균형을 잃어 병들었던 몸도 서서히 정상으로 돌아오게 되는 것이다.

균형은 자연의 이치다. 그러므로 몸이 균형을 이루면 적게 먹어도 힘이 나고 남들보다 추위와 더위도 덜 탈것이며 마음은 편안하기 이를 데가 없어 지혜가 절로 나오는 것이다.

요즘은 영양제를 많이 먹는 경향이 있는데 약은 가능한 적게 먹기를 권한다. 특히 비타민C 알약을 마구 먹는 경향이 있는데 결석 생성에 매우 큰 원인이 된다. 또한 앞에서 밝혔듯이 신약 개발로 인해 많은 동물들이 임상실험으로 죽어가고 또 불필요한 영양제들은 췌장, 간, 쓸개, 신장, 방광 등에 결석을 만들 수 있으니 남용을 자제해야 할 것이다.(2004년 한 해 동안 비글종의 개 9,967마리가 실험용으로 희생되었다. 한 종의 개 희생 숫자가 이 정도이고 지금으로부터 16년 전 통계이니 오늘날의 실험용으로 죽어가는 숫자는 얼마나 많이 늘었겠는가. 당신이 영양제나 약 먹기를 자제한다면 그만큼 소중한 생명의 희생이 적어질 것이다.)

앞에서 언급했듯이 몸의 균형은 식사나 영양제만으로는 얻을 수 없으니 자연스러운 수련과 생활을 병행해야 할 것이다. 그리하여 입과 배와 항문이 늘 편안하게 식사할 수 있다면 당신은 식사의 진리를 깨우쳤다고 볼 수 있다.

10) 육식에 대하여

먹을 것이 없었던 옛날이면 몰라도 요즘처럼 먹거리가 풍부한데도 육식을 하는 것은 문제가 매우 많다. 동물들도 우리와 똑같은 몸과 마음을 가졌으므로 같은 생명체 차원에서 동등하게 대하도록 노력해야 할 것이다.

모든 생명은 소중하다. 물론 모든 생명체는 생태계의 먹이 사슬에서 벗어날 수 없다. 그러므로 먹기 위해 살상하는 것은 자연계에서는 어쩔 수 없는 일인 것이다. 문제는 먹기 위해서 살상하는 것이 아니다. 뿔을 얻기 위해, 가죽을 얻기 위해, 박제를 하기 위해, 또는 육식이 몸에 좋다는 고정관념에 빠져, 무슨 동물이 무슨 병에 좋다는 엉터리 논리에 빠져, 이상한 종교 의식이나 종교의 영향으로 동물이 악하고 천하다고 여겨 필요 없이 살상하는 것이다.

앞에서 언급했듯이 먹기 위해 동물을 살상하는 것은 어쩔 수 없다. 하지만 그렇다하더라도 생선을 포함한 육식은 아예 하지 않거나 최소한으로 줄여야 할 것이다(특히 우리 민족처럼 장이 긴 사람들은 더욱더 채식 위주의 식사를 해야 할 것이다). 그 첫째 이유는 동물들도 사람과 같이 마음을 가진 생명체이기 때문이요, 둘째 이유는 축산과 양식으로 인한 환경오염의 피해가 너무 크기 때문이요, 셋째 이유는 고기와 우유를 얻기 위해 동물들에게 너무 잔혹한 짓들을 하기 때문이다. 예를 들면 젖소에서 우유를 얻기 위해 계속 임신을 시키고, 동물들을 살찌게 하려고 좁은 우리 안에 가두고 죽을 때까지 움직이지 못하게 하는 등이 그것이다. 그러므로 육식은 가능한 최소화하려고 노력해야 하며 비록 먹기 위해 생명을 살상하더라도 가능한 그 생명의 숨이 빨리 끊어지는 방향으로 노력해야 할 것이다. 육식을 위해 키우더라도 그 동물이 사는 날까지 편안하고 행복하게 살게 해 주어야 할 것이다. 따라서 인간들의 심심함을 달래기 위해서 취미로 생명을 희롱하고 죽이는 유럽의 투우 따위와 같은 나쁜 짓은 결코 해서는 아니 될 것이다.

우리는 어렸을 때 배우지 않았어도 누구나 생명의 소중함과 아름다움에 대해 알고 있었다. 그래서 강아지가 죽으면 며칠씩 울고, 병아리가 죽으면 땅에 묻어주고, 꽃을 보고, 나비를 보고 얼마나 신기해하고 아름다워 했는가. 생명을 소중히 여기는 것, 이것은 생각이나 지식, 또는 종교나 철학이 아니다. 생명을 소중히 여기는 마음은 인간이 본래부터 가지고 있는 아름다운 마음씨인 것이다.

하지만 우리는 자라면서 종교나 동화, 전설 등의 영향으로 동물을 천하게 여기는 생각을 지니게 된다. 뱀으로 인해 인간이 선악을 알게 되었다는 등, 못된 삶을 살면 다음 생에 동물로 태어난다는 등의 이야기를 들어본 적이 있을 것이다.

하지만 동물과 사람은 결코 다르지 않다. 동물도 우리와 똑같이 오래 살고 싶고, 맛있는 것 먹고 싶고, 편하게 쉬고 싶고, 짝을 만나 사랑하고, 새끼들 낳고, 아프지 않게 살다가 죽고 싶은 것이다. 다시 말하면 동물도 우리와 똑같은 마음을 가지고 있다는 것이다. 이 책을 통해 동물들이 결코 우리보다 천한 존재가 아니란 걸 알게 된 사람은 가능한 육식을 삼가야 할 것이다. 육식이 아니라도 얼마든지 먹거리가 있는데 동물과 우리 인간이 똑같이 존귀한 존재라는 것 알면서도 굳이 육식을 한다는 것은 나쁜 짓이 아닐 수 없다. 알고 하는 짓과 모르고 하는 짓은 똑같은 행동이라도 매우 다르다. 아이들이 죄를 지으면 그 죄를 묻지 않는다. 모르고 했기 때문이다.

어쩌면 현대인들에게 많은 비만, 고혈압, 당뇨, 복부비만, 심장병 등등의 성인병은 과다한 육식의 영향이 많다. 왜냐하면 가난했던 옛날에는 이러한 병들이 부자들의 전유물이었기 때문이다. 이러한 질병을 가진 사람들은 과감하게 채식 위주의 식사로 전환해 보기 바란다. 피가 맑아지니 비만을 비롯한 많은 성인병이 자연치유 될 것이다. 또한 어류나 육식을 삼가하면 구제역, 조류독감, 비브리오 식중독, 회유성 어류(대구, 고등어, 명태 등)의 방사성 오염, 참치와 같이 오래 산 어류의 중금속 오염, 살충제 달걀 등에서 오는 피해로부터도 벗어날 수 있으니 일석이조라 할 것이다. 숫구멍이 열리게 되면 기운이 나므로 육식을 줄이는데 많은 도움이 될 것이다.

서시

죽는 날까지 하늘을 우러러
한 점 부끄럼이 없기를
잎새에 이는 바람에도
나는 괴로워했다
별을 노래하는 마음으로
모든 죽어가는 것을 사랑해야지
그리고 나에게 주어진 길을
걸어가야겠다.

오늘 밤에도 별이 바람에 스치운다.

중국의 학자 임어당은 "창문을 열고 벌을 내쫓으니 이 아니 유쾌한 일인가!"라고 했다. 하지만 윤동주 시인은 가을바람에 떨어질 듯 흔들리는 마른 잎새, 즉 무생명체인 잎사귀까지도 안쓰럽게 여겼던, 아가처럼 착하기 이를 데 없는 마음을 가졌다. 이것이 우리 민족인 것이다.

11) 식사와 깨달음

깨달음이란 결코 머리만으론 얻을 수가 없다. 깨달음은 온몸으로 얻는 것이다. 몸으로 안 것만이 깨달은 것이다. 왜냐하면 몸으로 안 것은 자전거 타기와 같이 아무리 시간이 지나도 사라지지 않기 때문이다. 하지만 머리로 안 것은 시간이 지나면 모두 잊히기 때문이다.

종교, 철학, 사상 등의 영향을 받은 구도자들은 호흡이나 기 수련에는 정성을 쏟는 반면 먹는 것은 소홀히 여겨 단명하는 경향이 있다. 하지만 식사도 호흡이나 기 수련 못지않게 끊임없는 관찰을 요구하는 수련법이라는 것을 깨달아야 할 것이다.

제7장

마음 따르기

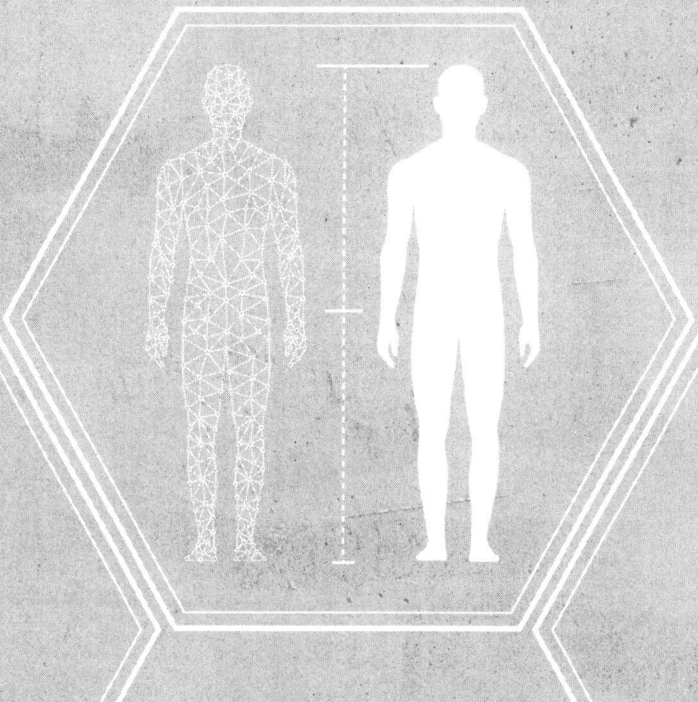

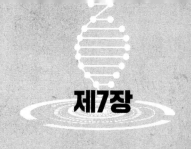

달

우주선이
착륙하기 전까지

달에는 계수나무 아래서
토끼가 방아를 찧고 있었다

우주선이 토끼를
지구로 데려온 후

토끼는 계수나무가
보고 싶다며 매일 울었다

우주선은 다시 달에 갔다
계수나무가 보이지 않았다

계수나무를 찾다가
우주선은 길을 잃었다

보름달을 가만히 보면
길 잃은 우주선이 보인다.

마음 따르기란 말 그대로 완전한 마음을 따르며 살자는 이야기다. 마음을 따르는 것만이 가장 마음을 편안히 해 줄 수 있기 때문이다. 우리 몸은 신비롭다. 마음이 편안하면 몸 안에서 저절로 기운이 생성되어 신이 나고 힘이 난다. 반대로 마음이 불편하면 아무리 좋은 음식을 먹고 그 어떤 수련을 해도 기운이 나지 않는다. 건강과 행복, 이것은 마음의 편안함 없이는 결코 얻을 수가 없는 것이다.

마음 따르기란 말 그대로 마음이 일어나는 대로 사는 것이다. 마음이란 완전하기에 마음대로 사는 것보다 편안한 삶은 없다. 어떻게 살아야 마음이 편안해지는가? 몸을 편안히 해 주려면 몸을 따르면 되듯이 마음을 편안히 해 주려면 마음을 따르면 된다. 마음을 따르는 삶, 이것은 매우 쉽다. 왜냐하면 자연스러운 삶이기 때문이다. 자연스러운 것은 결코 어렵거나 복잡하지 않다.

마음이 일어나는 대로 따라가 보면 결국 생명과 만나게 된다. 마음은 언제나 생명을 지향하기 때문이다. 그러므로 마음은 언제나 생명을 유지하고, 생명이 이어질 수 있는 방향으로 움직인다. 마음은 완전하다. 그러므로 마음을 따르고 살면 건강을 얻을 수 있다. 마음을 따르고 살면 행복을 얻을 수 있다. 마음을 따르고 살면 깨달음을 얻을 수 있는 것이다.

이제 이토록 위대한 마음은 어떤 모습을 하고 있는지, 또 어떤 구조로 되어 있는지에 대해 알아보자. 그래서 대체 어떻게 사는 것이 진정 마음을 따르며 사는 삶인가에 대해서 명확하게 알아보도록 하자.

1. 마음의 모습

졸리면 자고픈 마음이 저절로 생기고, 배가 고프면 음식을 먹고픈 마음이 저절로 생긴다. 어릴 때는 엄마에게 의지하는 마음이 저절로 생기고, 자라면 이성을 그리는 마음이 저절로 생기고, 마음에 드는 이성을 만나면 사랑하고픈 마음이 저절로 생기고, 이성을 만나 사랑을 하면 그 사람과의 사이에서 아가를 갖고픈 마음이 저절로 생기고, 아가를 낳게 되면 그 아가에 대한 사랑스러운 마음이 저절로 생긴다.

이와 같이 누구에게서 배우지 않아도 저절로 생기는 것이 마음이다. 위와 같은 현상으로 볼 때 마음이 몸의 변화에 따라 저절로 생기고 저절로 스러지는 것은 누구나 쉽게 알 수 있을 것이다. 왜 몸의 변화에 따라 마음이 생기는 것일까. 그것은 몸에 의해 마음이 생기고 그 몸과 마음이 근본적으로 생명을 지향하기 때문인 것이다.

생명을 지향함, 이것이 마음의 참모습이다. 생명보다 소중한 것은 없다. 그러므로 마음을 따르는 삶이 가장 가치 있는 삶이요, 가장 아름다운 삶이요, 가장 완전한 삶이요, 가장 위대한 삶이라고 볼 수 있다. 그러므로 마음을 따르면 마음이 가장 편안해진다. 그러므로 마음을 따르면 건강하고 행복한 삶을 살 수 있는 것이다.

하지만 사람들은 이런 완전한 마음을 따르기보다는 생각이 만들어낸 종교, 철학, 사상, 신화, 전설, 풍습, 미신 등에 의해 마음과 생각을 혼동하며 불편하게 살고 있다. 마음과 생각을 구별하는 확실한 방법은 몸을 보는 것이다. 생각은 논리적 추리나 지식적 근거에 의해 생기지만 마음은 언제나 위대한 몸에 근거해서 일어나기 때문이다.

마음과 생각을 구별하는 것은 참으로 중요하다. 마음대로 사는 것과 생각대로 사는 것의 차이는 너무 크다. 그러므로 마음과 생각을 구분 못 하면 커다란 혼란과 모순에 빠지게 되는 것이다. 마음과 생각을 구분하기 위해서는 마음이 무엇인지를 명확히 알아야 하고, 마음이 무엇인지를 명확히 알기 위해서는 먼저 몸의 구조를 알아야 한다. 마음은 몸에 의해 일어나고 스러지기 때문이다.

2. 몸의 구조

우리 몸은 이성을 만나 사랑을 하고, 아이를 잉태하고 낳아서 기를 수 있는 조건들이 완벽하게 갖추어져 있다. 이것은 때가 되면 짝을 찾아 사랑을 하고 아이를 낳으라는 뜻이다. 그러므로 사람은 때가되면 몸의 변화에 따라 이성을 그리워해서 사랑을 하고 싶고 또 그 사랑의 결실로 아이를 갖고 싶어 하는 마음이 저절로 생겨나는 것이다. 그러므로 모든 생명체는 몸과 마음으로 구성되어 있으며 그 몸과 마음은 반드시 하나로 일치하는 하는 것이다. 그래서 몸이 아프면 마음도 아프고, 마음이 아프면 몸도 아프다. 그러므로 몸과 마음은 따로 떼어내서 말 할 수 없는 것이다.

그런데 종교에는 몸이 없다. 몸은 말하지 않고 마음과 영혼만 강조한다. 몸은 소중한 존재가 아니요, 극복해야 할 대상인 것이다. 그래서 독신, 금욕, 단식, 소식, 장시간 기도, 고행 등으로 몸을 혹사시킨다. 그러다 병이 나면 괴로워하고 그 병을 고치기 위해 다시 기도하고, 그 병을 고치기 위해 병원에도 가고 약도 먹으니 참으로 모순이다. 이렇게 종교는 몸의 소중함을 모른다. 몸의 소중함을 모르니 마음을 제대로 알리가 없다. 그래서 많은 종교가들은 "마음을 비워라. 마음을 버려라. 마음을 극복하라"라는 등의 모순적인 말들을 하고 있는 것이다. 다시 언급하지만 몸이 존재하는 한 마음을 따로 떼어내서 말할 수는 없는 것이다. 아무리 오랜 세월을 쭈그리고 앉아서 도를 닦아도, 아무리 기도하고 빌어도 마음은 결코 떼어낼 수도 극복할 수도 없는 것이다. 그러므로 벽만 보고 40여 년이나 수련을 했다는 지족선사가 황진이의 단 한 번 유혹에 넘어가 파계를 하는 이상한 일이 일어나고, 2011년에서 2012년 한 해에만 아동 성추행만으로 성직을 박탈당한 사제가 전 세계에서 무려 400명이나 생겨나는(《조선일보》 2014.01.18.) 있을 수가 없는 일들이 일어나는 것이다. 아동 성추행만으로도 이런 일들이 일어나니 성인에 희한 성범죄까지 합하면 얼마나 될까.

떼어낼 수 없는 마음을 떼어냈다고 착각하고, 떨어질 수가 없는 마음을 떨어져 나갔다고 착각하고, 몸과 같이 분명히 내재하는 마음의 존재를 부정하고, 극복해서는 안 될 마음을 극복했다고 하고, 또 몸의 변화에 따라 일어났다 사라지는 것이 마음의 참모습인데 이것을 제대로 보지 못하고 마음의 무상함만을 문제 삼으니 종교인들의 언행은 모순적일 수밖에 없는 것이다. 몸과 떨어진 마음은 마음이 아니고 생각이며 우리가 버리고, 비우고, 이겨내야 할 것은 몸과 역행하는 생각들이며, 하루에도 수십 번 씩 변덕을 부리는 것도 바로 이 생각이다.

철학은 몸도 마음도 없고 오직 생각만 강조한다. “인간은 생각하는 갈대다. 나는 생각한다. 고로 존재한다.” 이런 식으로 생각만을 강조한다. 생각은 사람마다 다르다. 따라서 어렵고 복잡하고 비현실적인 철학들이 생겨날 수밖에 없는 것이다. 또 생각은 자연이 아니므로 불완전하기에 생각이 만든 철학은 모두 어렵고 복잡하기 이를 데가 없는 것이다.

그러므로 이러한 생각들을 좇는 종교가, 철학가, 사상가들의 삶은 몸과 마음을 따르는 자연스러운 삶보다는 각자의 생각을 따르는 특이한 삶을 살 수밖에 없는 것이며, 그러한 삶은 불완전한 생각에 근거를 두었으므로 그들의 삶은 어딘가 모르게 불안하고, 허전하고, 괴팍하고, 이상하게 보이는 것이다.

몸과 마음은 둘이 아니고 하나다. 마음은 형체가 없으니 몸을 보는 것이 마음을 보는 유일한 길이요, 몸을 따르는 것이 마음을 위하는 유일한 길이다.

신이 창조했건, 조물주가 빚어냈건, 진화에 의해 생겨났건, 또는 자연의 질서에 의해 탄생했건 남녀가 각각 다른 몸을 갖고 태어나는 것은 이 몸을 따르며 살라는 뜻이지 이 몸을 어기고 살라는 뜻은 결코 아닐 것이다. 그러므로 남녀 간의 사랑으로 아가를 잉태를 해서 낳고 기르는 것이 가장 아름답고 신비로운 것이다. 그러므로 남녀 간의 사랑으로 얻은 생명 이외에 부자연스러운 생명 탄생에 특별한 가치와 의미를 강요하는 종교나 신화, 전설은 매우 잘못된 것이며 있을 수가 없는 일인 것이다.

생각을 버리고 몸을 보라. 편협한 지식을 버리고 몸을 보라. 책을 덮고 몸을 보라. 이보다 위대한 경전은 없다. 이보다 확실한 진리는 없다. 이보다 완전한 가르침은 없다.

3. 행복의 조건 하나

몸에 근거해서 마음이 일어나므로 몸을 따르는 것만이 마음을 따르는 유일한 길임을 몸의 구조를 통해 깨달았을 것이다. 행복이란 바로 이 마음이 편안한 것이다. 마음이 편안해야 건강할 수도 행복할 수도 있는 것이다.

마음이 편안하려면 마음의 두 가지 요구에 순응해야 한다. 생명을 보전하기 위한 마음의 요구는 여러 가지가 있다. 그러한 것들은 이미 '몸 따라 생활하기'와 '몸 따라 식사하기'에서 자세히 다루었으므로 여기서는 그 장에서 다루지 않는 두 가지 요구에 대해서만 언급하기로 한다. 그 하나는 이성 간의 사랑이요, 또 하나는 아가에 대한 사랑이다. 그러므로 우리의 마음이 편안하려면 먼저 누군가를 만나 아름다운 사랑을 해야 한다. 그렇지 않으면 외로움과 그리움으로 인해 늘 무겁고 적막한 삶을 살게 된다. 이런 삶 속에 행복은 있을 수가 없는 것이다. 아무리 종교적으로 철학적으로 독신과 금욕을 합리화해 보려고 해도 우리가 이러한 몸을 타고났기 때문에 이 몸을 따르지 않고는 결코 건강할 수도, 행복할 수도 없는 것이다.

4. 행복의 조건 둘

아무리 몸과 마음이 일치하는 뜨겁고 아름다운 사랑을 했다고 해도 행복할 순 없다. 그 사랑으로 반드시 생명을 탄생시켜야 한다. 이것이 몸의 뜻(자궁, 정자, 난자)이며 동시에 마음의 뜻이며 위대한 자연의 질서이기 때문이기도 하다. 자연의 질서는 생명의 연속성에 있다. 생명체는 모두 같다. 식물과 동물들이 씨앗을 퍼뜨리기 위해, 새끼를 낳기 위해 얼마나 애쓰는가를 보라. 이것이 자연의 질서다. 몸을 가진 모든 생명체는 이 질서를 따라야 한다. 그러므로 이 질서에서 벗어나면 왠지 모르게 마음이 불편하다. 마음의 불편함, 이것이 자연의 질서를 따르지 않았을 때 받는 대가다. 마음이 불편하면 건강할 수도 없고 행복할 수도 없다. 몸에 역행해서 아이를 낳지 않은 삶은마음을 불편하게 하는 매우 부자연스러운 삶이란 것을 깨달아야 할 것이다.

5. 아이의 행복

앞에서 언급했듯이 우리 몸과 마음은 때가 되면 사랑을 해야 하고 또 그 사랑의 결실로 아기를 갖고 싶어 한다. 하지만 아이를 갖었다고 해서는 우리 마음이 편안하지만은 않다. 그 아이가 반드시 행복해야 우리 마음이 편안하다. 아이가 행복하기 위해서는 반드시 사랑하는 사람과의 사이에서 그 아이가 탄생해야 한다. 그래야 그 아이를 서로의 분신처럼 소중하게 여기고 사랑할 수 있기 때문이다. 그러므로 누군가와 교제 중에 있는 사람은 사랑에 대한 분명한 확신이 서기 전까지는 결코 아이를 갖지 말아야 할 것이다. 아이가 원하는 건 부모다. 다른 것은 다 그 다음이다. 부모의 사랑, 아이들에게 이것은 절대적인 행복의 조건이다. 아이들은 누구나 행복해야 한다. 아이들은 그 자체로 고귀한 생명체이기도 하지만 아이들의 행복과 불행이 그 가정, 그 사회, 그 나라, 그리고 나아가 인류의 행복을 좌우하기 때문이다.

6. 세상의 중심

따라서 세상에서 가장 소중한 존재는 아이들이다. 아이를 낳는 것도 중요하지만 건강하게 낳는 것이 더 중요하다. 젊은이들은 언젠가 아이를 잉태할 예비부모인 것이다. 그러므로 항상 이 점을 염두에 두고 몸에 좋지 않은 담배, 과음 등을 삼가해서 불임이 되지 않도록 또 미래의 아이가 기형이나 허약한 아이로 나오지 않도록 늘 건강에 유의하고 노력하여야 할 것이다.

아이들이 없는 세상, 씨앗이 없고, 새끼들이 없는 세상, 그것이 곧 종말이다. 하지만 세계의 인구는 나날이 늘어나고 있다. 그러므로 인구증가로 인한 부작용을 우려해서 아이들을 적게 낳거나 경제적인 이유나 건강상의 이유 등으로 아이를 훌륭하게 키울 자신이 없어 아이를 갖지 않는다면 모르되 종교, 철학, 사상을 빙자한 그 어떤 이유로도 몸의 구조에 역행하는 금욕주의, 독신주의, 허무주의 따위가 진리가 될 수 없는 것이다.

7. 엄마의 중요성

부모의 사랑은 아이들에게 절대적인 것이다. 하지만 아이에게 있어 엄마는 아빠보다 더 소중한 존재다. 엄마의 사랑을 받지 못한 아이는 행복을 모른다. 행복이란 마음이 편안한 것이다. 마음의 편안함은 마음의 고요함과 편안함에서 오는 것이니 엄마의 사랑을 받지 못하면 정서불안으로 인해 마음의 고요함과 편안함을 얻기가 참으로 어려운 것이다.

8. 정서불안의 정체

호수가 고요하려면 물결이 없어야 한다. 거울이 맑으려면 때가 끼지 않아야 한다. 마음이 편안하려면 생각이 사라져야 한다. 생각이란 곧 호수에 이는 물결이요, 거울에 낀 때와 같은 것이다.

정서란 한마디로 마음의 상태를 말한다. 그러므로 정서불안은 마음이 불안정한 것이다. 마음의 불안정은 생각 때문에 생긴다. 생각이 너무 많거나 생각이 너무 깊어 그 생각이 완전하고 아름답고 순수한 마음을 흔들고 오염시키기 때문에 정서불안이 생긴다. 그러므로 이러한 사람은 마음이 안정되지 못하므로 이상한 짓, 나쁜 짓을 하거나 갈팡질팡, 좌충우돌하는 모습을 보일 수밖에 없는 것이다. 그러므로 정서가 불안한 사람들은 마음의 고요함을 모른다. 고요함을 모르니 편안함을 모르고, 편안함을 모르니 행복도, 건강도 얻을 수가 없는 것이다.

9. 정서불안이 생기는 이유

정서불안은 불안정한 환경으로부터 생겨난 생각들이 순수한 마음을 오염시키는데서 온다. 불안정한 환경은 왜 생겨나는가? 그것은 엄마의 사랑을 받지 못한 원인이 가장 크다. 엄마의 사랑보다 큰 것은 이 세상에서 없다. 엄마의 사랑은 너무 큰 것이기에 사실상 아이들의 행복과 불행은 엄마의 사랑에 의해 좌우된다고 해도 결코 과장된 말이 아니다.

10. 엄마 사랑의 소중함

배 속에서의 열 달이 아이의 정서에 미치는 영향도 크지만 태어났을 때 엄마의 보살핌 또한 정서에 매우 큰 영향을 미친다.

사람은 편안하면 아무 생각도 없게 된다. 또 아무 생각이 없어야 편안하다. 아이는 배 속에 있을 때 매우 편안함을 느꼈을 것이다. 그러나 출산의 고통을 겪은 후에 세상에 나온 아가는 불안함을 느끼게 된다. 따라서 본능적으로 배 속에 있었을 때의 편안함을 되찾기 위해 손, 발을 더듬으며 자궁 속에서 느꼈던 체온과 심장소리와 목소리와 그 외에 엄마로부터 지속적으로 느꼈던 어떤 기운을 게 된다. 이때 엄마가 따뜻한 가슴으로 감싸준다면 아가는 배 속에 있었을 때와 같은 기운과 체온을 느끼고 다시 편안함을 얻게 될 것이다.

하지만 태어났을 때 엄마가 감싸주지 않는다면 아가는 불안하게 된다. 불안이란 마음이 편안함을 잃은 것이다. 마음의 편안함은 불안정한 환경과 그 환경으로부터 생겨난 생각들이 빼앗아간다. 그러므로 엄마의 사랑을 듬뿍 받지 못한 아이는 생각이 많아져 그 생각으로 인해 마음이 오염되므로 정서가 불안정한 아이로 자라나게 되는 것이다. 이와 같은 상황으로 볼 때 엄마의 사랑이 아이의 정서에 미치는 영향은 절대적이다.

11. 어린 시절의 예민함

죽음과 삶의 차이는 예민함에 있다. 죽은 자는 완전히 둔한 것이요, 반신불수인 사람은 반이 둔한 것이다. 그러므로 건강하고 생명력이 많을수록 예민하다.

아가는 생명력으로 가득 차 있다. 그래서 아가는 매우 예민하다. 갓난아기 때도, 배 속에 있을 때도 예민하다. 따라서 어렸을 때 받은 충격일수록 정서에 미치는 영향이 크다.

아가는 모두 알고 있다. 생각으로 아는 것이 아니고 감각으로 안다. 생각으로 아는 것은 지식에 불과해서 시간이 지나면 곧 잊히지만 감각으로 안 것은 온몸에 스며든 것이기에 오랜 세월이 흘러도 결코 잊히지 않는다. 따라서 그 감각은 죽을 때까지 평생을 함께하는 것이다.

아가는 모두 알고 있다. 어려서 아무것도 모를 것이라는 생각은 참으로 위험한 생각이다. 그러므로 태아 시절과 어린 아가 시절에 엄마의 역할은 참으로 중요한 것이다.

12. 태교와 육아의 중요성

정말 중요한 것은 기억할 수 없다. 잠들었을 때를 기억하는 사람은 없다. 하지만 그때 우리 몸은 완전히 정화된다. 배 속에 있었을 때와 갓난아기 시절을 기억하는 사람은 없다. 하지만 그때 평생을 함께 할 몸 상태(발육)가 결정된다. 몸에 의해 마음이 일어나므로 그때 마음의 상태(정서)도 거의 결정된다고 볼 수 있다. 뿌리 없는 가지와 잎이 있을 수 없듯이 그 사람의 정서는 몸이 만들어지는 태아 때와 갓난아기 시절에 거의 형성되는 것이니 태교와 육아법은 참으로 중요하다. 그래서 속담에 세 살 버릇 여든까지 간다고 한 것이다.

13. 태교

사람들은 태교라고 하면 수시로 무슨 고상한 음악을 듣는다거나 멋진 시를 읽는다거나 또는 아름다운 그림 따위를 감상해야 하고, 끊임없이 배 속의 아이와 대화를 해야 한다고 알고 있다. 물론 이러한 것도 태교에 도움이 될 것이다. 하지만 태교에 있어 가장 중요한 것은 태아의 편안함에 있다. 보이지 않는 배 속의 아가에게 편안함을 느끼게 해 주는 방법은 간단하다. 그것은 임신한 엄마가 편안하면 된다. 엄마의 편안함을 방해하는 요인은 여러 가지가 있겠지만 그중에서도 남편과의 불화 또는 시댁 식구들과의 갈등이 가장 큰 요인이 될 것이다. 이런 갈등을 겪다가 태어난 아이들을 유심히 보면 신체적으로나 정서적으로 반드시 문제점을 갖고 있다.

어떤 사람이 임신 중에 시어머니와의 갈등으로 가출한 경험이 있었다. 그때 배 속에 있었던 아이가 자라서 일곱 살 때 암 진단을 받았다. 이것은 임신 중에 있었던 시어머니와의 갈등과 매우 관계가 깊다고 볼 수 있다. 산모가 편안하면 배 속의 아이도 편안하고 산모가 불안하면 배 속의 아이도 불안하다. 산모와 태아는 완전한 하나인 것이다.

14. 육아법

태아를 편안히 해 주는 것이 가장 좋은 태교이듯이 아가를 편안히 해 주는 것이 가장 좋은 육아법이다. 아가는 언제 편안함을 느끼는가? 그것은 엄마와 하나 되어 있을 때다. 엄마 품에 안겨 있을 때, 엄마 등에 업혀 있을 때, 엄마 손을 잡고 있을 때, 엄마 목소리를 듣고 있을 때, 엄마 눈을 보고 있을 때, 엄마 몸을 어루만지고 있을 때, 엄마가 어루만져 줄 때, 엄마 젖을 빨고 있을 때일 것이다.

하지만 독립성을 길러준다는 명분과 풍습 등으로 인해 어려서부터 엄마와 분리되어 자라난 아이들은 어른이 되어도 결코 마음의 편안함을 얻지 못한다. 서양인들에게 많은 자폐증, 폭력, 자살, 우울증, 약물중독, 정신질환 등은 육아법과 밀접한 관계가 있는 것이다. 하지만 지금은 우리나라도 서구화 되어서 똑같이 이러한 질병에 시달린다. 안타까운 일이다.

엄마의 사랑보다 훌륭한 육아법은 없다. 따라서 아가는 그 어떤 이유로도 엄마로부터 떨어져서 성장해서는 안 되는 것이다. 아가뿐만이 아니다. 아이들도 가능한 오랫동안 엄마와 같이 자는 것이 좋다. 몇 살까지 엄마와 같이 자야 하는가에 대한 기준은 없다. 엄마의 사랑을 충분히 받은 아이들은 때가 되면 스스로가 엄마로부터 떨어져 자게 될 것이다. 그러므로 갓난아이들은 떼어놓고 부부끼리만 같이 자는 서양식 잠자리 문화는 반드시 고쳐져야 한다.

엄마의 사랑보다 큰 지혜는 없다. 이렇게 늘 엄마와 하나가 돼서 엄마와 살을 맞대며 자란 아이는 정서가 안정되어 있으므로 결코 악하거나 공격적이지 않다. 이렇게 자란 아이는 어려운 상황에서도 결코 좌절하지 않는다. 이렇게 자란 아이는 마음의 편안함이 무엇이라는 것을 안다. 이렇게 자란 아이는 정서가 안정되어 있으므로 작은 것에도 만족하게 된다. 이렇게 자란 아이는 결코 부모에 의지하는 의타적인 아이로 성장하지 않는다. 오히려 때가 되면 저절로 부모로부터 떨어져 누구보다도 강하게 독립하게 될 것이다.

15. 서양식 육아법

서양 사람들은 분류하는 것을 좋아한다. 이것은 그들의 육아법과 관계가 깊다. 서양의 아이들은 태어나면서부터 엄마와 분리되어 자라기 때문이다. 서양의 엄마들은 아가를 떼어내서 키운다. 아가를 업거나 안는 것 보다 유모차에 태우길 좋아한다. 아가는 엄마 젖을 빨지 않고 우유 병 꼭지를 빨며 성장한다. 걸음마를 배울 때는 엄마의 손을 잡지 않고 보행기를 이용한다. 잘 때는 엄마 품에서 자지 않고 따로 잔다. 이러한 육아법은 엄마와 아가를 분리시켜 서로의 교감을 차단한다.

그러므로 이러한 육아법은 아가의 불안을 초래한다. 아가는 본능적으로 언제나 배 속에 있을 때의 감각을 그리워한다. 자궁 속에서 느꼈던 엄마의 체온, 심장소리, 목소리 그리고 엄마에게서만 느꼈던 독특한 기운. 아가는 이런 것들과의 지속적인 만남이 유지되어야 편안함을 느낀다. 10개월간 자궁에서의 생활은 매우 길고 소중한 시간으로 그때 느낀 체온, 심장 소리, 목소리, 어떤 기운 같은 것은 자라면서 서서히 잊혀야지, 어느 날 하루아침에 분리되어서는 안 되는 것이다.

엄마와 분리되거나 엄마를 잃은 아이는 불안을 느낀다. 불안이란 생각이 많은 것이다. 엄마는 어디 있을까? 왜 나는 혼자 떨어져 있는 것일까? 엄마의 목소리, 심장 박동 소리는 왜 안 들릴까? 엄마의 그 따뜻한 체온은 어디로 갔을까? 서양의 육아법은 이렇게 아가를 불안하게 만든다. 그러므로 이렇게 자란 아이는 감각이 둔화되어 생각적인 아이로 자라나게 된다.

그래서 서양인은 정서가 불안하다. 정서불안의 대표적인 증상은 가만히 있지 못하는 것이다. 생각이 많으니 가만히 있을 수가 없다. 그래서 몸과 마음을 따르는 자연적인 삶보다는 생각적인 삶을 살 수밖에 없는 것이다.

생각이란 학문을 구성하는 골격이다. 그래서 거의 모든 학문은 서양에서 발달했다. 생각이 만든 심리학, 해부학, 유전 공학, 전자 공학, 화학, 기계 공학, 수학, 법학, 철학, 영양학, 물리학, 약리학 등등의 분석학들이 그것이다. 또 정서불안은 편안함을 모르니 편안함을 얻기 위해 무슨 짓이든 계속해야만 한다. 그래서 수많은 '짓'

들을 만들었으니 그것이 오늘날의 수많은 발명품들이요, 오락들이요, 문명이다. 하지만 그 '짓'은 여기서 그치지 않고 끝을 모르고 질주하고 있다. 목숨을 담보로 하는 광란의 자동차 경주, 심장을 압박하는 번지점프와 같은 이상한 오락들, 생명을 조작하는 유전자공학, 저질스럽기 이를 데 없는 성문화 등등이 실험 정신과 모험심과 호기심과 창의성과 개성이라는 미명 아래 벌어지고 있는 것이다.

서양뿐만 아니라 동양에도 이러한 나라가 있으니 그 나라가 일본이다. 일본에서는 한 살이 될 때까지 내 아이가 아니라는 이상한 풍습이 있어 첫돌이 될 때까지 아이를 따로 재운다고 한다. 태어나서 첫돌이 될 때까지는 정서 안정에 절대적인 매우 중요한 시기다. 그래서 그런지 일본은 어딘가 모르게 이상하다. 저질스럽기 이를 데 없는 성 문화, 서양을 능가할 정도로 발달하는 물질문명, 지난날의 엄청난 대학살에 대해서 조금도 반성하지 않는 비양심, 아직도 죽지 않고 꿈틀거리는 군국주의 등등. 일본의 이러한 정서불안의 원인도 결국은 아이를 따로 재우는 풍습에 그 근본 원인이 있다고 볼 수 있을 것이다. 우리는 아이가 태어나면 온 동네에 잔치를 열고, 21일 전까지는 가족 이외에 아가 곁에 갈 수 없으며, 부정 타지 않도록 숯과 고추를 엮어 대문에 걸어둔다. 그리고 백일에 성대한 잔치를 하고 또 돌이 되면 큰 잔치를 한다. 우리민족이 첫돌 때까지 얼마나 아가들을 소중히 키우는 지를 비교해 보면 일본이 왜 그러한 국민성을 갖게 되었는지 이해가 갈 것이다. 사촌까지도 결혼을 허용하는 근친도 한 몫을 한다. 물론 일본의 국민성은 잦은 지진, 화산폭발, 태풍 등의 환경적인 원인도 많다. 환경의 중요성도 이 책을 읽다 보면 알게 될 것이다.

서양인들의 정서가 불안한 생각으로 만든 모든 학문, 운동, 오락, 발명품들은 결국 자연과 인간을 분리시켜 지금 인류는 생태계와 환경파괴, 인간성 상실로 인해 존멸의 위기를 맞고 있는 것이다.

(보행기 사용은 매우 신중해야 한다. 보행기는 아가들의 성장과정 중에서 배와 무릎으로 기는 과정을 없애 버리기 때문이다. 모든 것은 반드시 순서가 있는 것이다. 배로 기는 과정을 거친 후에 무릎으로 기고, 그 다음에 벽을 짚고 서고, 그 다음에 홀로 서는 것이다. 이렇게 홀로 서기까지 넘어지고 쓰러지는 실패의 과정을 거쳐야 몸이 자연스럽게 성장하고 머리가 트이고, 어떤 지혜가 생기는 것이지 보행기 따위에 의해 편안하게 서는 것은 결코 바람직하지 못하다.)

16. 재능보다는 정서가 중요하다

행복의 조건은 정서안정에 있다. 정서의 안정 없이 쌓은 학력, 재물, 재능, 명예 따위는 행복에 큰 영향력을 주지 못한다. 학교에서 배운 위인들 중에는 자살자, 술 중독자, 매독 감염자, 정신병자, 위선자 등이 많은데 이 불행의 원인이 바로 정서불안인 것이다. 몇 명의 예를 들어 보자.

어린이 교육의 중요성을 외치면서도 자신의 아이들은 다섯 명 모두를 고아원에 보낸 장 자크 루소, 자기 집 하녀와의 사이에서 사생아를 낳고 낭비벽으로 가족들을 괴롭힌 칼 막스, 자살한 문학가 버지니아 울프·작가 헤밍웨이·화가 빈센트 반 고흐, 정신병을 앓았던 작곡가 슈만·시인 T. S. 엘리엇·시인 에밀 졸라, 자살을 기도했던 작가 막심 고리끼, 평생을 독신으로 산 파스칼·키에르케고르·니체·칸트·쇼펜하우어, 매독 감염자였던 소설가 톨스토이·화가 고갱·소설가 모파상……. 이들은 재능은 뛰어났지만 결코 행복한 삶을 살았다고 볼 수 없는 것이다.

많은 사람들은 천재에 대해 높게 평가하는 경향이 있다. 그래서 이상한 태교법이나 무리한 조기교육 등을 통해 자신의 아이들을 천재적으로 만들려고 노력하고 있다. 하지만 천재란 어떻게 보면 한쪽으로 치우친 것이라고 볼 수 있다. 세상은 공평하다. 한쪽이 뛰어나면 다른 한쪽이 뒤떨어지게 마련이요, 앞이 화려하다면 뒤는 어두운 것이다. 따라서 천재들은 어느 한 가지 방면에서는 뛰어난 능력을 보이지만 그것은 자연의 관점에서 보면 전체적인 균형이 깨진 상태이므로 대개가 불우한 삶을 살게 되는 것이다. 앞에서 소개한 천재들의 삶이 그러하고, 문명이 그러하다. 무구한 세월 속에서 이루어진 자연에 비추어 보면 천재란 일종의 돌연변이라고 할 수 있다. 돌연변이란 갑자기 생겨난 것이요, 갑자기 만들어진 것이다. 갑자기 생겨난 것, 갑자기 만들어지는 것들은 반드시 부작용을 가져오는 것이다.

따라서 조기 교육을 심하게 받은 아이들 중에는 정서불안으로 인해 언어장애나 판단력 혼란 등의 부작용을 얻기도 하는 것이다. 또 어렸을 때는 뛰어난 지능을 자랑하던 아이가 성장해서는 오히려 보통 아이들보다 못한 경우도 많이 있다. 지능 발달이든, 감성 발달이든 모든 것은 자라가면서 경험을 통해 서서히 발달해야 하는 것이다. 냉정히 보자. 돌연변이와 같은 많은 천재들이 갑자기 만들어낸 문명이 자연과 인간을 결국 어떻게 만들었는가?

행복의 조건은 정서의 안정에 있다. 정서의 안정은 마음의 고요함에서 온다. 마음이 고요하면 많은 것이 필요 없다. 역마살이 낀 사람처럼 여기저기 돌아다니지 않고, 괴상한 예술 따위에 집착할 필요도 없고, 문명이 만들어낸 물질에 집착하지도 않는다. 마음이 고요하면 앉아 있는 그 자리, 서 있는 그 자리가 곧 깨달음의 자리다. 마음만 고요하면 물소리, 새소리, 바람소리에서도 무한한 즐거움을 얻을 수 있는 것이다.

진정 아이를 어떤 방면에 인재로 키우려면 초조기 교육을 해야 한다. 철학자 프로이드는 "사람은 무의식에 의해 산다"고 했다. 하지만 수천 년 전 우리 깨달은 조상들은 "세 살 버릇 여든까지 간다"라고 했다. 세 살 이전에 삶을 결정하는 정서와 재능이 거의 결정된다고 본 것이다. 세 살 이전을 기억할 수는 없다. 하지만 우리가 기억할 수 없을 때 우리의 삶을 좌우하는 정서, 즉 무의식이 형성된다는 놀라운 진리를 수천 년 전 우리 조상들은 이미 깨달으신 것이다. 세 살 이전에 음악을 많이 듣고 자라면 절대음감의 소유자가 될 확률이 높다. 그러므로 세 살 이전의 초조기 교육이 세 살 이후의 조기 교육보다 효과적일 것이며 아이가 조기 교육으로 얻은 부작용을 갖지 않게 되는 안전한 교육법이 될 것이다. 세 살 이전의 무의식 상태는 마치 우주와 같기에 모든 것을 받아들일 수 있기 때문이다. 의식이 생겨나면 많은 것을 배울 수가 없다. 생각이라는 것이 방해하기 때문이다.

17. 부자연스러운 성장 과정

엄마 품에서 엄마의 사랑을 받으며 성장하는 것이 자연스러운 성장 과정이라면 이와는 반대로 엄마의 사랑을 제대로 받지 못하고 성장하는 것은 부자연스러운 성장 과정이라고 할 수 있다. 이렇게 부자연스러운 성장 과정 속에서 자란 아이들은 자기도 모르게 그 부작용으로 인해 매우 힘든 삶을 살게 된다.

엄마의 사랑을 충분히 받지 못한 사람은 왠지 모르게 늘 가슴이 허전하다. 그래서 주색에도 빠져보고 때론 종교, 철학, 사상 등으로 그 허전한 가슴을 달래 보려 하지만 그 어떤 종교, 철학, 사상, 물질도 그 허전한 마음을 달래줄 수가 없다. 엄마의 사랑은 너무나 큰 것이기에 이 세상의 그 어떤 것도 부모의 사랑 부족으로 인해 생긴 가슴의 공백을 채워주기가 힘들다.

부자연스러운 성장과정은 비록 엄마와 분리돼서 자라는 육아 과정뿐만은 아니다. 어머니를 일찍 여의었다거나 어려서 엄마와 떨어져 성장했다거나 어려서 심한 병에 걸렸었다거나 화목하지 않은 가정에서 자랐다거나 어린 나이에 받아들이기 힘든 어떤 충격적인 사건을 체험했다거나 아이들답게 자라지 못하고 억눌려 자랐다거나 부모나 주위 사람들로부터 늘 칭찬만 받으며 자랐다거나 부모의 과잉보호 아래 자랐다거나 어린 나이에 걸맞지 않게 재능 위주의 조기 교육을 무리하게 받았다거나 어린 나이에 받아들이기 벅찬 어떤 종교, 철학, 사상 따위의 영향을 일찍부터 받고 자랐다거나 등등일 것이다. 이렇게 자라난 아이들은 비록 재능이 뛰어나고, 아이큐가 아무리 좋다고 하더라도 정서가 불안정하므로 진정한 행복을 알기가 어렵다. 진정한 행복은 재물, 재산, 명예에 있는 것이 아니라 마음의 고요함에서 오는 것이기 때문이다.

18. 사랑받고 자란 아이의 삶

사랑받고 자란 아이는 자연스러운 삶을 산다. 이렇게 자란 아이는 정서가 안정되어 있으므로 나서부터 죽을 때까지 마음의 고요함을 잃지 않는다. 마음이 고요하므로 어렵고, 특이하고, 이상한 종교, 철학, 사상 따위에 깊이 빠질 이유가 없다. 우리 민족은 종교를 믿어도 외국 사람들처럼 깊게 빠져서 전쟁을 불사하는 분쟁 따위를 하지 않는다. 그것은 우리 민족은 대개가 어머니로부터 많은 사랑을 받으며 성장했기 때문인 것이다. 이렇게 자란 아이는 적은 것에도 만족하고 남을 해칠 줄 모르고 힘들어도 자포자기하지 않고 자격지심이나 우월감을 갖지 않는다. 비록 실수로 탈선을 하더라도 절대 깊이 들어가지 않고 곧 헤쳐 나온다. 따라서 이렇게 자란 아이의 삶은 매우 평범하고 소박하고 검소한 삶을 살게 된다. 하지만 몸과 마음만은 편안하기 이를 데 없는 행복한 삶인 것이다.

그러나 부모의 사랑을 충분히 받지 못하고 자란, 특히 엄마의 사랑을 받지 못하고 자란 아이들은 생각이 산만하여 정서불안에 빠지기 쉽다. 또 이런 사람들은 젊어서 할 일이 있을 때, 재능이 있어 남에게 인정을 받을 때는 잘 느끼지 못하지만 늙어 할 일이 없어지거나 사람들로부터 관심이 없어지거나 역경에 부딪쳤을 때 그 외로움과 위기를 극복하지 못하고 자포자기하거나 우울증에 걸리기 쉽다. 때로는 마음의 고요함을 얻기 위해 종교, 철학, 사상, 물질 따위에 깊이 빠져 이상한 삶을 추구해 보기도 한다. 하지만 앞에서 언급했듯이 그런 것들로 마음의 고요를 얻기가 참으로 힘든 것이다.

그러므로 종교, 철학, 사상가들이 그러한 삶을 살게 된 것 역시 부자연스러운 성장 과정을 갖고 있기 때문이다. 따라서 종교, 철학, 사상가들의 삶을 이해하기 위해서는 그들이 남긴 주장이나 논리만을 보지 말고 그들의 어릴 적 성장과정을 보는 것이 우선되어야 한다.

(석가모니가 불교를 창시한 것은 낳은 지 칠 일 만에 어머니를 여읜 충격이 컸을 것이다. 그로 인해 삶과 죽음에 대해 어려서부터 남다르게 탐구했을 것이며 그 당시 종교였던 힌두교 교리 중 하나인 고행수행법으로 '장좌불와'를 선택한 것이다. 예수가 유일신, 구세주 여호와를 외친 것은 로마제국에 의해 핍박받는 사람들을 보며 다원 신에 대한 근본적인 회의에 대한 탐구의 결과였을 것이다. 『논어』의 첫 장에 "학이시습지"가 있듯이 공자가 끝없는 배움의 길을 탐구한 것은 세 살 때 아버지를 여의고 편모슬하에서 지독히도 가난하게 살 수밖에 없었던 환경 탓이었을 것이다. 우리 속담에 '가난이 스승'이란 말이 있다. 이렇듯 모든 사람은 그가 평인이건 위인이건 어린 시절 가정과 사회와 나라의 환경이 그 사람의 삶에 절대적인 영향을 끼치는 것이다.)

19. 가정의 중심

따라서 아가를 잉태했거나 어린 아가가 있는 집에서 엄마의 역할은 참으로 중요한 것이다. 엄마가 편안하지 않으면 육아나 태교가 제대로 될 수가 없다. 엄마가 배 속에 있는 태아나 갓난아기에게 사랑을 듬뿍 쏟기 위해서는 엄마가 누구보다도 편안해야 한다. 그러므로 가정의 중심은 엄마가 되어야 하는 것이다. 생명보다 소중한 것은 없기 때문이다.

20. 엄마는 천사

사람은 백 사람이 있으면 백 사람 모두 생각이 다르다. 생각이 다르므로 서로 하나 되지 못하고 싸우게 된다. 부부도 이런 이유로 사이좋게 지내지 못하는 경우가 매우 많다. 어떤 경우에는 아내가 원수처럼 보일 수도 있을 것이다. 하지만 아내가 나에게는 원수라 해도 아이들에게 있어서는 천사라는 사실을 잊어서는 안 된다. 아이들에게 소중한 사람은 아빠보다도 엄마다. 아이들이 엄마 배 속에서 열 달간 있었고, 엄마 품에서 잠이 들고, 엄마 젖을 빨며 성장했었다는 사실이 얼마나 큰 의미를 내포하고 있는지, 생각으로는 결코 알 수가 없는 것이다.

21. 결혼의 중요성

세상에는 소중한 일이 많이 있지만 그중에서 결혼만큼 소중한 일은 없을 것이다. 결혼을 하면 두 사람 사이에서 아가라는 고귀한 생명이 탄생하기 때문이다.

앞에서 소개한 것처럼 사람에게는 완전한 마음이 있다. 가장 이상적인 만남은 마음에 걸림이 없는 결혼일 것이다. 하지만 왠지 모르게 이상한 느낌이 든다면 그러한 사람과의 결혼은 신중하게 결정해야 한다. 아무리 나를 좋아해도, 아무리 조건이 좋아도 뭔가 이상하게 느껴지는 것이 있다면 그런 사람과의 결혼은 피해야 한다. 결혼을 늦게 하는 한이 있더라도, 차라리 결혼을 못하는 한이 있더라도 순결한 아가를 불행하게 만드는 것보다는 그 길이 나을 것이다.

뭔가 이상하게 느껴지는 것은 완전한 우리의 마음에 어긋나는 현상이 보이기 때문이다. 하지만 사람들은 이러한 현상을 무시하고 생각으로 결혼을 한다. 내가 정성으로 대하면 고쳐지겠지, 나이가 더 들면 철이 나겠지, 나를 저렇게 좋아하니 결혼하면 달라지겠지, 아가가 생기면 달라지겠지……. 이러한 당신의 생각은 거의 맞지 않을 것이다. 왜냐하면 생각의 본질은 착각, 허상, 망상이 대부분이기 때문이다. 물론 당신의 생각대로 변할 수도 있을 것이다. 하지만 사람이 변한다는 것은 참으로 어려운 일이다. 오죽하면 '세 살 버릇 여든까지 간다'라는 속담이 있겠는가.

22. 가장 나쁜 짓

아이가 없으면 모르되 아이가 있다면 반드시 사랑해야 한다. 나쁜 짓을 일삼는 대개의 사람들은 부모에게 사랑받지 못한 불우한 성장과정을 갖고 있다. 불우하게 자란 아이들이 얼마나 큰 충격을 받는가에 대해 생각으로 알려하지 마라. 수시로 밀려오는 고독감, 가슴이 터지 것 같은 답답함, 세상이 텅 빈 것 같은 허전함, 삶에 대한 회의감, 닥치는 대로 때려 부수고 싶은 폭력성, 이런 것들을 티 없이 맑은 아이들에게 주고 싶은가.

현대 사회는 갈수록 경쟁이 심화된다. 사랑받고 자라도 사회에 적응하기가 쉽지 않은데 불우하게 자란 아이들이 장차 사회생활에 적응하기가 얼마나 어렵겠는가. 또 그 아이들이 커서 범죄자가 되었을 때 이 사회에 끼치는 해악은 또 얼마나 크겠는가. 그러므로 아이를 사랑하지 않는 것처럼 큰 죄악은 없는 것이다. 따라서 가능한 아이들이 결혼해서 독립된 가정을 가질 때까지만이라도 아이들이 부모로 인해 불우해지지 않도록 최선의 노력을 다해야 할 것이다. 사람은 가정을 갖고 아이를 낳게 되면 부모의 영향을 거의 받지 않는다. 이것이 마음의 구조이기 때문이다.

23. 유산

부모가 아이들에게 남길 것 중에 가장 소중한 것이 있다. 그것은 건강이다. 건강하게 살다가 건강하게 죽는 것, 이보다 값진 유산이 있을까. 건강하기 위해 힘쓰는 것은 오래 살기 위한 것보다 건강하게 살다가 건강하게 죽기 위한 것이다. 중병으로 고생하다 죽거나 아이들만 남기고 일찍 죽으면 본인의 고통도 크지만 아이들이 겪는 고통은 또 얼마나 큰가? 건강을 소홀히 하면서 입으로만 자식 사랑을 외치는 부모가 되서는 아니 될 것이다. 진정으로 자식들을 사랑한다면 건강에 힘써야 할 것이다. 건강하게 살다가 건강하게 죽는다면 아이들도 또한 건강하게 살다가 건강하게 죽을 것이다. 그 자식들은 건강을 해치는 짓을 할 땐 부모님들을 떠올리며 자신이 무엇을 잘못하고 있는가를 남들보다 빨리 깨닫게 될 것이고, 또 병이라도 들면 남들보다 더 부끄러워 할 것이다. 부모는 아이들의 거울인 것이다.

24. 이혼에 대하여

사랑하는 사람들이 만나 백년해로하면 이보다 더 좋을 수는 없을 것이다. 하지만 때로는 심각한 성격 차이로 인해, 또는 다른 여러 가지 이유들로 인해 헤어지지 않으면 아이들이 부모와 함께 사는 것보다 더욱 불행해질 수 있는 경우도 많이 있을 것이다. 그런 헤어짐이라면 빠를수록 좋을 것이다. 그리고 가능한 아이를 낳기 전에 헤어지면 더욱 좋을 것이다. 만약 아이가 있어 이혼을 할 때는 법과 풍습이 어찌되었건 아이들은 가능한 엄마가 맡아야 할 것이다(물론 때때로 엄마가 아빠보다 더 아이를 사랑하지 않는 경우도 있을 것이니 그럴 땐 어쩔 수가 없을 것이다).

이혼이 나쁜 것만은 아니다. 오히려 부부 사이가 좋지 않은 가정에서 불안하게 자란 아이보다도 편부모 슬하에서 자란 아이가 훨씬 더 정서적으로 안정되는 것이다. 이혼에 대해 이분법적인 편견을 갖고 바라보지 말기 바란다. 이혼을 하든 별거를 하든 어떤 지혜를 짜내서라도 자신과 아이들이 모두 행복할 수 있는 길을 찾아야 할 것이다. 내가 행복해야 아이들에게도 잘할 수 있기 때문이다.

25. 아이들은 천사

아이들을 보라. 그 순수함, 그 귀여움, 그 천진난만함, 그 사랑스러움. 만약에 천사가 있다면 틀림없이 아이들은 닮았을 것이다. 그 천사가 사는 곳, 가정은 천국이다. 천국을 멀리서 찾지 마라. 당신에게 훨훨 날아온 이 맑고 곱고 순결한 생명이 장차 우울하고 슬프게 살아갈 것인가, 아니면 즐겁고 행복한 삶을 살아갈 것인가는 모두 당신 손에 달린 것이다.

아이들보다 큰 것은 세상에 없다. 부부간의 자존심, 의견 차이, 성격 차이 등등으로 서로 헤어지기도 하고 싸움도 할 수 있다. 하지만 아무리 부부 사이가 나쁘더라도 부부간의 일들로 인해 아이들의 가슴에 구멍을 뚫어놓는 나쁜 짓을 저질러서는 안 된다.

26. 부모보다 소중한 존재

아이에게 삶의 초점을 두지 않고 사는 사람들은 아이가 얼마나 소중한 존재인지 모르기 때문이다. 아이는 공기와 같다. 우리가 늘 공기를 마시면서 생활하고 있지만 공기의 존재를 의식하지 못하다가 어느 순간 공기의 부족함을 느꼈을 때 공기의 존재가 얼마나 큰 것인가를 깨닫듯이, 아이들에게 소홀한 사람들은 언젠가는 아이들의 불행으로 인해 아이들이 자신의 삶에 얼마나 큰 존재였던가를 깨닫게 될 것이다. 하지만 그때는 아무리 뉘우치고 후회해도 이미 늦은 것이다

우리 속담에 '아이가 죽으면 가슴에 묻고 부모가 죽으면 땅에 묻는다'는 말이 있다. 또 '내리사랑'이란 말도 있다. 또 '자식 이기는 부모 없다'라는 말도 있다. 이 말들은 마음의 모습을 잘 그려낸 말들이다. 참으로 이 말들은 진리 중의 진리다. 참으로 이 말들은 자연스러운 말이다. 그러므로 이러한 진리에 따르지 않고 종교, 철학, 사상 따위의 생각들에 현혹되어 아이를 돌아보지 않는 어리석은 짓을 하게 되면 반드시 후회를 하게 되는 것이다.

많은 사람들이 불효를 명분 삼아 아내와 헤어진다거나 아내를 구박하면서도 그것이 얼마나 어리석은 짓인지를 깨닫지 못하는 것은 효를 가장 큰 덕으로 삼는 유교적 사상에 오염됐기 때문이다. 하지만 효보다 더 소중한 것이 생명이다.

(생명은 항상 미래를 지향한다. 그래서 '내리사랑'인 것이다. 냉철하게 보자. 효는 과거다. 그러므로 유교는 과거 지향적이다. 그러므로 유교는 생명

과 자연의 질서에 역행하는 생각이라 할 수 있다. 그러므로 효를 최고의 덕으로 꼽았던 공자의 사상은 미래를 지향하는 마음의 질서에 어긋나기에 진리라고 할 수가 없는 것이다. 공자는 또한 여자 폄하사상을 가지고 있다. 『논어』에 "여자는 다루기 어려워 가까이하면 버릇이 없어지고 멀리하면 원망한다"라는 말이 있다. 공교롭게도 공자도 결혼 1년 만에 이혼을 하고 그 아들과 손자 또한 이혼을 해서 '공가 삼대 출처'라는 말이 있다. 즉, 공자 가문은 삼대에 걸쳐 마누라를 내보냈다는 말이다. 공자의 손자 공급이 쓴 『중용』도 거의 『논어』와 비슷한 내용이고 보면 공자의 여자 폄하 사상은 삼대를 이어져 왔음이 분명해진다.)

생명보다 소중한 것은 이 세상에 없다. 아내가 불안하면 그 배 속에서 나오고 그 아내에 의해 키워진 아가가 불행해질 수밖에 없다. 자기를 낳아주고 길러준 부모도 소중하지만 아가는 더욱 소중하다. 우리의 마음은 위에서 언급했듯이 아래(아가)로 흘러가게 되어 있기 때문이다. 이것이 자연의 질서이기 때문이다. 그러므로 마음의 질서를 무시하고 억지로 만든 종교, 철학, 사상, 관습에 물들어 아가를 불행하게 만드는 어리석은 짓은 결코 하지 말아야 할 것이다.

27. 자녀 간의 우애

자녀 간의 우애는 깊지 않은 것이 자연스러운 현상이다. 첫째 이유는 근친을 방지하기 위함이요, 또 하나는 종족 보존을 위함이다.

만약 남매가 있는 가정에서 지나치게 우애가 깊다면 근친의 위험이 있을 수 있고, 어쩌다가 남매나 형제들 중의 하나가 사고나 질병으로 요절했을 때 자녀 간의 우애가 너무 깊다면 남은 한 아이는 삶의 의욕을 잃고 평생 무기력하게 살거나 따라 죽을 위험이 있기 때문이다. 따라서 자연은 그러한 마음을 형제자매간에 깊이 갖지 않게 한 것이다. 냉정히 보면 자녀들이란 먹을 것과 부모의 사랑을 더 많이 차지하려는 경쟁 상대다. 그러므로 아이들을 키우면서 자녀 간의 다툼이 심하다고 너무 우애를 강조해서 아이들에게 심리적 부담을 주지 않도록 해야 할 것이다. 자연의 질서는 언제나 생명을 키우고 보존하는 방향으로 나아간다는 것을 아이들을 통해 다시 한번 확인하기 바란다.

28. 남편의 역할

가정의 행복을 유지하는 데 남편의 역할은 참으로 중요하다. 냉정하게 보자. 남편과 시부모는 피를 나눈 혈육이지만 아내와 시부모는 피 한 방울 섞이지 않고 자랄 때 밥 한 끼 해 준 적이 없는 남남이다. 따라서 아내가 시부모에게 마음이 쉽게 가지 않는 것이다. 이치가 이러하므로 며느리보다는 시부모가 먼저 마음을 열고 베풀어야 하는 것이 순리다. 요즈음은 시대가 많이 바뀌어서 시부모가 먼저 마음을 여는 경향이 많아졌다. 하지만 아직도 많은 시부모들이 편협한 유교적 고정관념에 빠져 독선적으로 가정을 이끌어나가려 한다. 이럴 때 남편은 지혜롭게 처신해서 집안을 편안하게 만들 의무가 있다. 그런데 그렇지 않고 자기 부모 편만을 들어 아내에게 일방적인 복종만을 강요하거나 아내를 구박하거나 그러한 것들로 인해 헤어지게 된다면 그 당시에는 증오심 때문에 가슴이 후련할지 모르지만 결국엔 집안을 패가망신의 길로 몰고 갈 수 있는 것이니 남편의 역할은 참으로 중요한 것이다.

물론 부모님이 자식들을 낳고 키운 은혜는 참으로 크다. 하지만 효가 아무리 소중하다 해도 아가보다 소중할 수는 없는 것이다. 그러므로 임신 중에 있는 아내나 아이들이 있는 아내를 괴롭히거나 엄마와 어린아이를 갈라놓는 짓을 저질러서는 안 될 것이다. 그리고 그런 짓이 효도가 아니고 불효 중에 불효라는 것을 뉘우칠 땐 이미 늦은 것이니 참으로 신중해야 할 것이다. 그러므로 아내와 아이들이 가정의 중심이 될 수 있도록 지혜롭게 이끌어 나가는 것, 이것이 남편의 역할이요, 진정한 효도가 될 것이다.

냉정히 보자. 있는 그대로 보자. 옳은 것은 옳은 것이요, 그른 것은 그른 것이다. 생명보다 소중한 것은 이 세상에 없다. 억지로 만든 유교적인 효 사상으로 인해 얼마나 많은 아이들과 며느리들이 아무 죄 없이 불행한 삶을 살아야 했는가? 뿐만 아니다. 유교적인 효 사상은 또 얼마나 많은 노인들을 나약하게 그리고 독선적으로 만들었는가?

29. 사랑의 정의

사랑은 하나 되는 것이다. 그러므로 사랑하는 사람은 너와 나, 네 것과 내 것, 주는 사람과 받는 사람의 구분이 없다. 그러므로 사랑하는 사람들은 상대의 아픔이 곧 나의 아픔이요, 상대의 기쁨이 곧 나의 기쁨이다. 그러므로 부모는 어쩔 수 없이 야단을 치고 나서도 그 아이보다 더 아파하는 것이요, 아이가 기뻐할 땐 그 아이보다 더 기뻐하는 것이다.

사랑은 또한 자연과 같아서 때가 되면 눈 오고, 비 오고, 바람 불고, 해가 뜨듯이 때로는 부드럽고, 때로는 엄하고, 때로는 아프기 그지없는 것이다. 그런데 종교, 철학, 사상 등의 고정관념에 물들어 사랑은 언제나 자비롭고, 인자하고, 따스한 것이라고 여기는 사람들이 있다.

그러므로 이런 고정관념에 물들어 아이를 언제나 귀여워만 한다거나 언제나 칭찬만 하면서 키운다거나 또는 그 반대로 무조건 엄하게 또는 억압만 해서 키우는 것은 결코 아이를 사랑하는 것이 아니다. 늘 칭찬만 받고, 늘 억압만 받으면 자기가 무엇을 잘못했고, 무엇을 잘했는지, 그것을 구분할 수 있는 지혜를 갖지 못한다. 그러니 나만 알고, 버릇이 없고, 지혜가 없고, 참을성이 없고, 반항적이다. 따라서 이렇게 키워진 아이는 아무리 학식이 많아도, 아무리 훌륭한 선생님을 만나도 철들기가 어렵다. 그러나 부모의 사랑 속에서 성장한 아이들은 지혜롭기에 살아가면서 스스로 깨우쳐 간다. 부모의 사랑, 이보다 위대한 가르침은 없다.

아이들을 키울 때 잘했을 때만 칭찬해 주고 잘못을 했을 때는 가능한 지적하지 않는 것이 좋다. 억압과 질책은 반발이 올 수 있기 때문이다. 이렇게 하면 아이들은 현명하기에 스스로 무엇이 옳고 그른지 저절로 알게 될 것이기 때문이다.

사랑은 남녀 간의 사랑, 사제 간의 사랑, 형제간의 우애, 친구 간의 우정, 이웃 간의 사랑 등 여러 유형이 있을 것이다. 어떤 유형이든지 사랑은 모두 아름답다. 하지만 엄마와 아가의 사랑처럼 서로가 사랑하고 있다는 사실조차 모를 정도의 지고지순한 사랑은 이 세상에 없을 것이다.

30. 가정불화의 원인

가정불화의 원인은 대개 남자 쪽에 있다. 여자는 남자보다 자연스럽다. 여자는 남자보다 감각적이기 때문이다. 그러므로 생각이 적고, 생각이 적으므로 정서가 안정되어 있다. 여자들은 그래서 남자들이 생각으로 지어낸 종교, 철학, 사상, 과학 따위는 체질적으로 깊이 알지 못한다. 그 대신 생명에 관계된 중요한 일들을 하고 있는 것이다. 아가를 낳고, 키우고, 그 아가들을 위해 밥 짓고, 빨래하고, 옷과 반찬을 만들고, 집을 청소하며 생명을 위하는 일들을 하고 있다(물론 지금은 많이 바뀌었지만).

하지만 남자들은 생각이 많아서 그 생각으로 종교, 철학, 사상 등 생명과는 전혀 관계가 없는 것들을 만들어서 우쭐거린다. 또 생각이 많아서 정서가 불안하므로 술, 담배, 오락, 도박, 방랑, 싸움,

전쟁 등 생명에 역행하는 짓들을 하지 않으면 심심해서 견디지를 못한다. 이런 의미에서 여자들은 남자들보다 참으로 위대하다.

하지만 요즘은 여자들마저 물질문명에 물들어 허영심을 주체하지 못하고, 서양의 이기주의 정신에 오염되어 아이들보다 자신의 안락만을 추구하며, 마음에 역행하는 정신문명에 물들어 아이들을 도외시하는 여성들이 늘어나고 있으니 참으로 안타까운 일이 아닐 수 없다.

31. 아이는 삶의 구심점

아이가 병에 걸리면 부모는 차라리 내가 앓았으면 한다. 나보다 소중한 것이 아이요, 내 행복보다 소중한 것이 아이의 행복이다. 이것이 마음의 구조다. 따라서 삶의 초점은 나보다는 아이에게 맞추고 사는 것이 자연적인 순리다. 아가에게 삶의 초점을 맞추고 사는 사람은 무엇보다도 건강에 힘쓸 것이다. 건강해야 아이들이 부모로 인해 아파하지 않을 것이요, 늙어서도 아이들에게 부담을 주지 않을 것이기 때문이다. 그러므로 아이들을 진정으로 사랑하는 사람은 자신의 생활에 충실할 수밖에 없다. 아이를 사랑하는 것은 당연한 것처럼 여길지 모르지만 아이를 사랑하는 것처럼 어려운 일은 없는 것이다. 그러므로 아이를 사랑하는 것보다 위대한 삶은 없다.

32. 여자의 생활 자세

여자는 생명을 잉태하고, 생명을 키워야 할 숙명을 가지고 있다. 그러므로 체질적으로 나쁜 것을 가까이 할 수 없는 몸과 마음을 가지고 있다. 그래서 여자들은 남자들보다 술, 담배 따위에 더 약한 몸을 가지고 있다. 이것은 생명을 온전케 하려는 자연의 아름다운 배려다.

몸이 그러하니 마음 또한 그러하다. 모양이 예쁘고, 깨끗한 것들을 좋아하고, 꿈이 많고, 아가들을 귀여워하고, 섬세하고, 착하고, 정이 많다. 여자들이 자기도 모르게 이런 마음을 지닌 것은 바로 여자가 생명을 잉태하고 생명을 키워야 하는 소중한 몸을 가지고 있기 때문이다.

최근엔 여자들의 사회활동을 중요시하는 경향이 있는데, 이것이 아이를 키우는 것보다 중요할 수는 없다. 아이를 낳고 키우는 것보다 보람되고, 재미있으며, 훌륭한 일이 있다고 생각하는 사람은 순수하지 못하다.

아이들을 위해서 정성 들여 음식을 만들 때, 그 음식을 아이들이 맛있게 먹는 것을 보고 있을 때, 아이들이 학교에서 돌아오기를 기다릴 때, 아이들과 함께 놀아줄 때, 아이들에게 재미있는 동화를 들려줄 때의 즐거움을 어찌 사회 활동에서 오는 즐거움에 비교할 수 있으랴. 만약 아이를 낳고 키우는 것보다 더 즐거운 일이 있다고 생각하는 사람은 서구적인 물질문명에 또는 종교, 철학, 사상 따위의 정신문명에 또는 가정에서 행복을 느끼지 못하는 사람들의 생각에 오염됐다고 볼 수밖에 없다.

세상의 중심은 여자다. 여자가 그 소중한 생명을 낳고 키우기 때문이다. 남자나 여자나 문란한 생활을 하면 후세에 영향을 미쳐 기형아가 나오게 된다. 하지만 후세에 더 큰 영향을 미치는 사람은 남자보다는 여자다. 아가가 열 달 동안이나 엄마의 배 속에서 성장하고, 태어나서도 계속 엄마 품에 안겨야 하며, 또 엄마의 젖을 먹고 자라야 하기 때문이다. 따라서 여자는 남자보다 더 더욱 술, 담배, 따위를 가까이 하거나 문란한 성생활을 해서는 안 되는 것이다. 그러므로 미혼 여성들은 언젠가는 자신이 위대한 생명을 잉태해야 한다는 사실을 염두에 두고 항상 청결한 생활과 건강에 힘써야 하고, 또 기혼 여성들은 이 세상에서 가장 소중한 생명을 키우고 있으므로 무엇보다도 가정에 가장 큰 정성을 기울여 아이들이 올바로 자랄 수 있도록 최선을 다해야 할 것이다.

이렇게 여자들은 남자들보다 더더욱 생명 지향적인 몸과 마음을 갖고 있다. 그러므로 여자들은 이러한 몸과 마음을 따르며 살 때 가장 큰 행복을 느낄 수가 있는 것이다. 하지만 요즈음은 몸과 마음의 구조를 무시한 서구적인 남녀평등 사상에 물들어 여자들이 남자들과 같이 생명에 역행하는 짓들을 마구 행하고 있으니 참으로 안타까운 일이 아닐 수 없다.

33. 이상적인 사회

그러므로 아이가 어느 정도 성장할 때까지는 가능한 사회활동을 자제해야 할 것이다. 아이를 곱게 키우는 것이 얼마나 큰 가치가 있는 것인지 당장은 눈에 보이지 않으므로 육아를 소홀히 하는 사람이 많지만, 그 가치는 돈으로 환산할 수 없을 만큼 큰 것이라는 것을 아이의 성장을 보면서 반드시 깨닫게 될 것이다.

하지만 이러한 진리를 알고 있으면서도 복지제도의 미비로 인해 어쩔 수 없이 육아에 전념할 수 없는 것이 현실이다. 따라서 국가는 엄마들이 아이를 충분히 키우고 사회생활에 참여할 수 있도록, 육아에 대한 충분한 시간을 가질 수 있도록 길고 자유로운 육아 휴직 기간을 주어야 할 것이다.

34. 이상적인 가정

그러므로 아이를 키우는 가정의 이상적인 구조는, 아내는 집안에서 아이들을 키우고, 남편은 밖에서 경제적인 지원을 하는 형태의 가정이라고 할 수 있다. 물론 경제적으로 어려운 경우에는 어쩔 수가 없겠지만 그렇지 않고 어떤 고정관념으로 인해 안과 밖이 바뀌거나 갓난아기를 보육원이나 보모에게 맡기는 것은 결코 이상적인 가정이라고 할 수 없을 것이다. 비록 어떤 피치 못할 사정에 의해 아내와 남편의 처지가 바뀌었더라도 진리가 이러하므로 아내는 시간이 허락하는 한 육아에 헌신해야 할 것이며 남편 역시 다른 집 아빠보다 더욱더 육아에 정성을 쏟아야 할 것이다. 또한 가정 일에만 전념하는 아내가 사회 활동을 하는 여자들 못지않게 훌륭한 여자라는 것도 깨달아야 할 것이다.

35. 집은 가장 편안한 수련장

종교, 철학, 사상 따위에 현혹되어 도를 닦는다고, 진리를 구한다고, 깨달음을 얻겠다고 아이들을 가진 부모가 아예 집을 나가거나 가정을 소홀히 하는 사람들이 있다. 부모나 배우자가 근심을 하건 말건, 아이들의 슬픔도 아랑곳하지 않고 집을 떠나는 사람이 있다. 이런 사람들은 빨리 집으로 돌아가라. 새들도, 곤충도, 짐승들도 생명의 보금자리를 만든다. 생명보다 큰 진리가 어디 있는가. 집에서 생명이 탄생하고 자라는데 어디서 진리를 구하는가. 결혼해서 아이 낳고, 단란한 가정을 꾸리는 일보다 위대한 진리가 어디 있는가.

도를 닦든, 진리를 구하든, 깨달음을 얻든 몸과 마음이 편안해야 하거늘 집보다 편안하고 아늑한 곳이 어디 있겠는가. 멀리서 찾지 마라. 밖에서 찾지 마라. 모든 것은 아가에게 있다.

36. 생각에 치우친 사람들

태교나 육아에 문제가 있었던 사람들, 또는 성장 과정이 불우했던 사람들은 자기도 모르게 생각에 치우쳐 마음이 안정되지 않는다. 따라서 남들보다 쉽게 탈선하고, 남들보다 의지가 약하고, 남들보다 특이하게 보이려는 경향이 있다. 모두 그렇지는 않겠지만 이런 사람들이 결혼하면 배우자나 아이들에게 많은 사랑을 주지 못해서 불행이 반복되는 악순환이 계속될 수 있다.

하지만 이제 원인을 알았으니 치료에 들어가야 할 것이다. 치료는 생각을 버리는 것이다. 과거에 대한 생각, 자기 불행의 원인을 남에게서만 찾으려는 생각, 특이한 것이 위대하다는 생각, 그 외의 많은 부자연스러운 생각들을 하루 속히 버리고 본래의 아름답고, 순수하고, 완전한 마음으로 돌아가는 것이다.

세상에서 가장 어리석은 일은 과거에 연연해하는 것이다. 과거는 아무리 뉘우치고 후회해도 결코 돌아오지 않는다. 나의 불행이나 잘못을 남의 탓으로만 돌리는 생각도 과거에 연연하는 것처럼 어리석은 일이다. 나의 불행을 남에게 돌리면 원망과 분노만 남지만 그 불행의 원인을 나에게서 찾게 되면 발전과 지혜가 생기기 때문이다. 생각은 마음을 오염시키는 쓰레기와 같다. 생각은 마음을 불안하게 만든다. 그러므로 생각을 버리면 누구나 맑고, 고요한 본래의 마음으로 돌아갈 수 있다.

37. 자식들에게

사람은 누구나 한 번의 인생을 산다. 그 인생 속에 부모가 되는 것이다. 따라서 우리는 누구나 처음 부모라는 역할을 하게 된다. 처음이란 대개 실수가 많다. 그러므로 대개의 부모들은 자식들에게 최선을 다하지 못한 아쉬움 속에서 아이들을 키우게 된다. 다시 부모가 되면 이런 저런 실수를 하지를 않고 아이들을 더욱 예쁘고 사랑스럽게 키울 수가 있겠지만 인생은 다시 오지 않는다. 그러므로 이 땅의 자식들은 자신들의 부모가 자신에게 만족하지 못한 삶을 살아왔다고 여길지라도 인생의 구조가 이러한 것을 깨닫고 너무 고깝게 여기지 말기를 당부한다.

38. 이 땅에 뚜렷한 종교, 철학, 사상이 없는 이유

우리나라에는 뚜렷한 종교, 철학, 사상이 없다. 그 이유를 모두 알 수는 없겠지만 여러 가지 상황으로 볼 때, 그 가장 큰 이유는 우리 민족이 자연과 하나 되는 삶을 살았기 때문이라고 볼 수 있다. 그래서 농사를 짓거나 집을 짓고 생활 도구를 만들 때도 자연에서 그대로 본받았기에 물질문명이 발달할 수 없었음은 물론 자연적인 것에 최고의 가치를 둔 삶을 살아왔기에 종교, 철학, 사상 등의 정신문명 또한 발달할 수 없었던 것이다. 문명이란 물질문명이든 정신문명이든 모두 자연에서 멀어진 것이기 때문이다.

우리 민족이 자연과 하나 되는 삶을 살아왔던 이유는 무엇일까? 그것은 이 땅의 자연 환경이 너무나 아름다웠기 때문이라고 볼 수 있다. 환경은 사람의 성격 형성과 생활에 매우 큰 영향을 미친다. 시골 아이들이 도시 아이들보다 순박한 것은 시골 아이들은 늘 자연과 자연스러운 것들을 대하며 살고 도시 아이들은 늘 생각이 만든 문명을 대하며 살기 때문일 것이다. 서울 사람들을 깍쟁이라 부르는 것은 도시의 아이들이 태어나면서부터 각진 건물 도로 등, 각이 진 것들을 보며 자랐기 때문이며 시골 사람들의 성격이 순진한 것은 자라나면서부터 둥근 초가집 논두렁 밭두렁 등을 보면서 자라났기 때문인 것이다. 그래서 어느 나라나 자연 깊숙이 묻혀 사는 원주민들의 성격이나 삶은 순박하기 이를 데가 없는 것이다.

우리나라의 자연은 다른 나라보다 월등히 아름답다. 그 첫째 이유는, 우리나라가 그 어떤 나라보다 사계절의 변화가 뚜렷하기 때문이요, 둘째는 홍수, 가뭄, 지진, 화산 폭발, 태풍 등이 거의 없는 안정된 자연 환경을 갖고 있기 때문이요, 셋째는 전 국토가 황무지나 사막 등이 거의 없는 아름다운 금수강산으로 이루어져 있기 때문인 것이다.

그러므로 우리 민족이 자연에서 받은 영향은 그 어떤 민족보다 크다고 볼 수 있다. 그러므로 봄, 여름, 가을, 겨울 사계절의 변화무쌍함과 아름다움은 그대로가 우리 민족에게는 삶의 철학이요, 사상이요, 종교였기에 특별히 자연에 어긋나는 정신문명이 생겨나지 않았던 것이다. 이렇게 모든 삶이 자연 그대로를 따랐으므로 이 땅에서는 노자나 장자가 주장했던 것과 같은 무위자연 따위의 사상조차 생겨나지 않았던 것이다. 중국에 제자백가 사상이 있었던 이유는 그들 사회가 그만큼 무질서했다는 반증이다. 그래서 우리 민족은 그들을 오랑캐라 불렀던 것이다. 그들이 우리 민족을 수없이 침입해서 얼마나 많은 사람들을 괴롭히고 잔인하게 살해하고 납치했던가.

지금 세상에는 몸과 마음에 역행하는 종교, 철학, 사상 등이 난무하고 있다. 세상이 이렇게 된 이유는 사람들이 진정 위대한 것을 모르거나 착각하고 있기 때문이다. 진정 위대한 것은 그럴듯한 논리로 만든 종교, 철학, 사상이 아니라 이러한 것들을 가능한 갖지 않는 것이다. 그래야 몸과 마음과 하나 되는 행복한 삶을 살 수 있기 때문이다.

(우리나라에는 지금 많은 종교가 들어와 있지만 종교로 인한 큰 싸움이 없는 유일한 나라다. 이것은 우리가 수천 년을 자연스러운 삶으로 살았기에 이 땅에 들어온 지 얼마 되지 않은 종교들이 우리 가슴에 깊숙이 자리 잡지 못하기 때문이다. 하지만 앞으로 이대로 간다면 다른 나라처럼 우리나라도 종교분쟁이 안 일어난다는 보장이 없다. 참으로 심각한 일이 아닐 수 없다.)

몸과 마음이 하나 되는 삶이란 생명을 지향하는 삶이다. 그래서 우리 민족은, 특히 이 땅의 어머니들은 오직 자식들을 위해 온갖 고난과 역경을 이겨내며 살아온 것이다. 그러므로 자연히 아가와 하나 되는 육아법과 태교가 생겨날 수밖에 없었고 아이에게 삶의 초점을 맞춘 위대한 삶을 살아올 수밖에 없었던 것이다.

39. 아가는 가장 큰 깨달음

지금까지 살펴본 바와 같이 이성이 서로 만나 사랑을 하고, 결혼을 해서, 아가를 낳고 키운다는 것은 이처럼 커다란 의미를 갖는다. 사랑을 하고 그 사랑하는 사람과 아가를 낳고 키우는 과정에서 자기도 모르는 사이에 생명의 소중함과 자연의 질서를 깨달아 철이 들기 때문이다. 그러므로 아가를 사랑한다는 것은 결국 자기를 사랑하는 것이요, 자기를 위하는 것임을 깨달아야 한다. 아이를 사랑하는 것만이 마음을 따르는 삶이요, 마음을 따르는 삶만이 건강과 행복을 얻을 수 있는 삶이기 때문이다. 그러므로 아가를 사랑하는 삶은 가장 지혜로운 삶이다. 그러므로 아가를 사랑한다는 것은 엄숙한 종교요, 아름다운 철학이요, 위대한 사상이다. 아가는 가장 큰 깨달음이기 때문이다.

제8장

몸보기

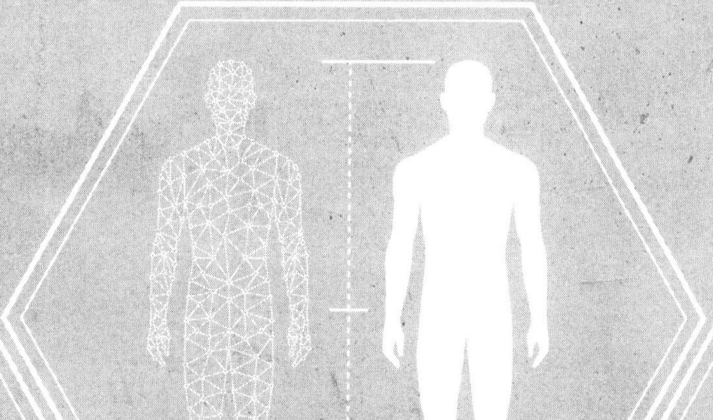

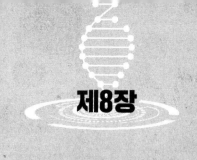

깨달음

떠나는 것이 아니고
돌아가는 것이다

저기가 아니고
여기다

채우는 것이 아니고
비우는 것이다

새로운 것이 아니고
잃어버린 것이다

기대는 것이 아니고
홀로 서는 것이다

나누는 것이 아니고
하나 되는 것이다

따라 가는 것이 아니고
따로 가는 것이다.

몸보기란 말 그대로 몸을 보는 것이다. 몸을 보는 이유는 몸을 통해 세상의 이치를 깨닫기 위함이다. 세상 이치를 깨닫고자 하는 궁극적 목표는 생명의 길에 있다. 이 책에서 설명하는 모든 이론과 수련법은 다시 말하면 '몸보기'인 것이다.

1. 완전한 책

몸을 보는 것은
세상에서
가장 아름답고
가장 신비하고
가장 위대하고
가장 완전한
책을 보는 것과 같다
왜 그런가
몸이 그러하기 때문이다.

2. 공통분모

음악은 누구나 인정하는 세계 공통분모다
종교나 이념으로 싸우긴 해도

음악으로 인해 인류가 싸운 적이 없다
왜 그런가
인류의 공통분모이기 때문이다
아무도 이 공통적인 약속에 대해 시비를 걸지 않는다
오히려 음악은 인류의 아픔을 치유하고 소통한다
음악엔 빈부, 남녀노소, 동서양의 차별이 없다
그래서 음악은 국적을 초월하고 소통시켜
인류에게 축제의 장을 만들어준다

이 음악보다 더 완벽한 인류의 공통분모가 또 하나 있다

바로 우리의 몸이다
눈은 보는 것이요,
귀는 듣는 것이요,
입은 말하고 먹는 것이요,
코는 냄새 맡고 숨 쉬는 것이요,
발은 걷고 뛰는 것이요,
손은 일하고 만지는 것이요,
자궁은 잉태하는 것이요,
정자, 난자는
누군가를 만나 사랑하라는 것이다

이것이 틀리다고 할 수 있는가

이외에 다른 뜻이 있는가
세상 모든 사람은 누구도
이보다 더 많이 갖지도 적게 갖지도 않고
이 세상 모든 사람은 누구나 똑같은 몸을 가지고 있다
이 뜻 외에 다른 뜻이 있다고 말하지 말라
그렇게 말하는 사람을 경계하라
다장조를 바장조라 말하는 것처럼 억지다
인류의 평화를 해치는 사람들이다

인류가 평화롭게 살기 위해서는
전 세계인의 공통분모인
이 몸으로 하나 되어야 한다.
언어, 문화, 종교, 사상, 이념, 풍습 등
이러한 것들은 그 어느 것도 인류를 하나 어우르지 못한다
오직 몸으로 하나 되어야 한다
몸은 모든 사람이 누구나 똑같이 가지고 있기에
아무도 다른 이의를 제기할 수가 없다
'몸보기' 삶만이
인류가 하나 될 수 있는 유일한 길이다
'몸보기' 삶만이
인류가 하나되어 평화롭게 사는 유일한 길이다.

3. 하나

'몸보기'는 하나 되는 것이다
하나가 된다 함은 온전함을 말하는 것이다
왜냐하면 몸과 마음이 함께 하기 때문이다.
세상의 많은 학문들은 모두 반쪽만을 가지고 있다
그래서 거의 모든 사람들은
정신적인 것은 종교, 철학, 사상에 의지하고
육체적인 수련은 자신들이 정신적으로 의지하는 것과는
전혀 다른 이론을 가진
무술이나 운동 또는 운동기구 등으로 건강을 추구하고 있다
그것은 그들의 이론이 완전하지
않은 반쪽임을 증명하는 것이다

'몸보기'는 반쪽이 아니라 온전한 하나다
정신과 육체가 하나이기 때문이다
따라서 진리와 수련법의 뿌리가 하나다
이론과 행위가 같은 뿌리에서 나왔다

왜 그런가
몸이라는 자연에서 찾았기 때문이다.
자연이란 개별적인 것이 아니고 종합적인 것이다
마치 아가와 엄마의 사이처럼
아무리 나누려고 해도 나눌 수가 없는 하나이기 때문이다.

4. 철부지

몸을 보면 때를 안다
언제 자고 언제 먹고 언제 움직여야 하는가를 안다
때를 안다는 것은
철이 드는 것이다
문명과 자연의 차이는 바로 철에 있으니
자연적인 삶이란 철을 따라 사는 삶이요,
문명적인 삶이란 철없이 사는 삶이다
문명은 사람들에게서 철을 빼앗아 가버렸다
그래서 문명에 오염되면
철없이
먹고, 마시고
모이고, 싸우고
만나고, 헤어지기를 반복하는 것이다
사시사철 변화하는 자연 속에서
조화로운 삶을 살아온 우리 조상들은
이러한 사람들을 '철부지'라고 불렀으니
아무리 나이를 먹어도
아무리 학식이 많아도
아무리 사회적 직위가 높아도
때를 구분하지 못하면 '철부지'에 불과한 것이다

5. 때

몸을 보면 때를 안다
늘 몸을 보기 때문에
몸이 무엇을 필요로 하는지 알기에 건강을 잃지 않는다
하지만 생각에 빠진 사람들
즉, 몸을 보지 않는 사람들은 때를 모르고 아무거나 먹고
아무 때나 운동하며 몸에서 점점 멀어지는 생활을 한다.
때를 안다는 것은 곧 예민함이니
몸을 보면 큰 병에 걸릴 수가 없지만
생각에 빠져 살면 암세포가
전신에 퍼져도 눈치를 채지 못한다.

6. 우리말

몸은 하나다
손에 가시가 박히면 손만 아픈 게 아니라
몸 전체가 신경이 쓰여 마음까지 아프다
내가 아프면 나만 아픈 게 아니다
나의 부모 형제자매 또 나의 자식들 나의 친구들
모두가 안타까워한다.

너와 나 자연과 나
세상과 나는 따로 따로 존재하는 것이 아니고
하나로 이어진 운명의 공동체임을
우리는 몸에서 배울 수 있는 것이다.
따라서 자연과 하나 되는 삶을 살았던 우리 조상들은
언제나 '우리'라는 말을 즐겨 썼다
우리란 곧 울타리를 뜻하니
우리 조상들은 이 세상을 하나의 커다란 울타리로 여기고
조화로운 삶을 살아오신 것이다
그래서 그 '우리'라는 울타리를 깨고 뛰쳐나가
'나'만을 고집하는 사람들을 '나뿐' 놈이라고 불렀던 것이다
깨닫지 못한 사람들이
'나뿐(쁜)' 짓을 할 수밖에 없는 이유가
여기에 있는 것이다
'나쁘다'와 비교되는 말로
'착하다'라는 말이 있다
이 말의 깊은 뜻을 알아보자
호수가 바람에 일렁이지 않고
잔잔할 때 우리는 착 가라앉았다고 말한다
그렇다, 호수가 바람에 일렁이면
호수에 비치는 산과 구름과 나무들이
산과 구름과 나무로 비쳐지지 않는다
그렇지만 호수가 바람없이 고요하면

산은 산이요 나무는 나무요 구름은 구름으로 비쳐진다
따라서 '착하다'라는 말은
네가 세상을 있는 그대로 받아들이는 사람이란 뜻이다
은혜를 은혜로 알고
조금 부족해도 불평하지 않고
스스로를 낮추고 자만하지 않고
사랑으로 대하면 사랑으로 받아들이고
나무를 나무로 보고 사람을 사람으로 보고
세상을 왜곡하지 않고 삐딱하게 보지 않는
마음이 호수와 같이 착 가라앉은
맑고 고운 심성의 소유자란 뜻이다.
얼마나 아름다운가!
얼마나 멋진 우리 말인가!

이처럼 우리말 하나하나
우리 속담, 격언 하나하나에는
그 어떤 종교, 철학, 사상에서도 찾을 수 없는
깊고 깊은 진리들이 담겨 있다

왜 우리말에 이처럼 깊은 뜻이 있는가
그것은 일만 년 역사를 가진
우리 민족의 위대했던 얼이 들어 있기 때문이다
나보다는 우리를 더 소중히 여기고

생명을 최선의 가치로 여겨
몸과 마음을 따르는
자연스러운 삶을 살아왔던
우리조상들의 슬기로웠던 얼이
우리말에 그대로 담겨져 있기 때문인 것이다.

7. 얼

이처럼 그 나라 말에는
그 민족의 얼이 담겨 있다
따라서 그 나라 말을 하게 되면
자기도 모르는 사이에 그 나라의 얼이 들어와
자기 나라의 얼을 잃고
그 민족의 정신을 따르며 살게 되는 것이다
그래서 지배자들, 특히 일본은 그 얼을 없애고자
우리말 사용을 혹독하게 탄압한 것이다
일만 년의 그 길고 위대한 우리역사를
일본이 아무리 날조하고 지우려했지만
우리말에는 그 찬란하고도 슬기로웠던
민족의 얼이 고스란히 남아 있어
지금도 우리 삶에 길잡이가 되고 있는 것이다
필자가 쓰고 있는 이 책 역시

조상의 얼이 없이는 결코 쓰일 수 없었을 것이다

하지만 지금은 탄압도 하지 않는데
스스로 그 고귀한 얼을 비하시키며 외면하고 있다
스스로 조상이 물려준 우리의 이름을 버리고
종교적으로 얻게 된 이름을 자랑스럽게 쓰고 있다.
우리말을 사용하면서
다른 나라의 정신을 갖고 사는 것은 참으로 이상한 일이다
말과 얼은 몸과 마음처럼 분리될 수 없는 것이기 때문이다
따라서 이렇게 사는 사람들은
몸과 마음에 역행하는 생각적인 삶을 살기 때문에
반듯이 말과 행동이 어긋나는
이상하고 괴상하고
앞뒤가 안 맞는 모순적인 삶을 살 수밖에 없는 것이다
돌아보라
당신의 가슴과 머리에는
우리 민족의 얼이 얼마나 있는가
얼이 없이 사는 사람들을
우리 조상들은
얼간이, 얼뜨기, 얼치기, 얼빠진 등등으로 불렀다
그래서 우리 조상들은 얼이 사는 곳을 '얼굴'이라 불렀다
돌아보라!
당신의 얼굴에 얼은 있는가

돌아보라
당신의 얼은 무엇인가.

[조선사편수회]

일제강점기에 우리의 위대한 역사를 왜곡하려고 일본이 만든 조직으로 길게 잡아 일만 년, 짧게 잡아도 5,000여 년의 역사가 기록된 『환단고기』 및 고문헌들을 전국에서 수집해 불살라 버리고 마흔일곱 분의 단군이 다스리던 단군조선을 신화로 왜곡시키는 등 우리의 위대하고 찬란한 역사를 완전히 날조했다.

[유엠 부찐 러시아 사학자]

"동북아 고대사에서 단군 조선을 제외하면 아시아 역사는 이해할 수가 없다. 그만큼 단군 조선은 아시아 고대사에 중요한 위치를 차지한다. 그런데 한국은 어째서 그처럼 중요한 고대사를 부인하는지 이해할 수가 없다. 일본이나 중국은 없는 역사도 만들어내는데 당신들 한국인은 어째서 있는 역사도 없다고 그러는지 도대체 알 수 없는 나라다."

[마지막 조선 총독 아베 노부유키]

"우리는 패했지만 조선은 승리한 것이 아니다. 장담하건대, 조선민이 제 정신을 차리고 찬란하고 위대했던 옛 조선의 영광을 되찾으려면 100년이라는 세월이 훨씬 더 걸릴 것이다. 우리 일본은 조선민에게 총과 대포보다 무서운 식민교육을 심어 놓았다. 결국은 서로 이간질하며 노예적 삶을 살 것이다. 보라! 실로 조선은 위대했고 찬란했지만 현재 조선은 결국 식민교육의 노예로 전락할 것이다. 그리고 나 아베 노부유키는 다시 돌아온다."

[한글의 기원]

『환단고기』에 세 번째 가륵단군 재위 시에 가림토 문자가 세종대왕이 편찬한 한글과 거의 같은 형태로 창제되었음이 기록되어 있다. 짧게 잡아도 지금으로부터 4,000년 전에 한글이 있었음을 증명한다.

[우리 민족의 역사]

삼성기　　환인 일곱 분 다스림. 3301년. BC 7199년

신시역대기　　환웅 열여덟 분 다스림. 1565년

단군세기　　단군 마흔일곱 분 다스림. 2096년

북부여기　　여섯 분 다스림. 176년

고구려 건국 BC 37~2020 현재 = 2057년

3301 + 1565 + 2096 + 176 + 2057 = 9195년

『환단고기』에 나타난 우리 역사: 9195년

『환단고기』에 나타난 우리 영토: 시베리아, 몽고, 중국, 일본을 포함, 남북 5만 리 동서 2만 리

출처: 『환단고기』. 양태진 번역. 예나루 출판사.

8. 몸보기

종교는
신과 하늘,
하느님과 사람만을 이야기한다
나머지는 관심이 없거나 무시하거나
하찮게 여긴다
매우 잘못된 것이다

몸보기는
사람만 보는 것이 아니다
세상 전체를 보는 것이다

사람만이 하늘이 아니라
만물은 모두 하늘이다
나무가 없으면 우린 살 수 없다
그러므로 나무도 하늘이다
물이 없으면
공기가 없으면
흙이 없으면
우린 살 수 없다
그러므로 물, 공기, 흙 이 모두가 하늘인 것이다
우주란 하나의 커다란 몸이니

우리 몸 머리끝에서 발끝까지
소중하지 않은 신체 부위가 하나도 없는 것처럼
세상에 무생명체인 사물조차도
우주라는 커다란 몸의 일부인데
하물며 사람이 어찌 귀한 몸과 천한 몸이 있겠으며
양반과 상놈의 구별이 있는가
그러므로
'인간은 만물의 영장이다'란 말 또한
매우 잘못되고 위험한 말이다
세상 모든 만물은 소중하지 않은 것이 하나도 없다
인간이 소중하면 동물도 식물도 소중하고
인간에게 영혼이 있다면 동물도 식물도 영혼이 있을 것이다
그러므로 인간만이 아니라 만물은 모두 영장인 것이다

종교, 철학, 사상의 공통점은
위아래와 귀천 그리고 시작과 끝 등등의
구분과 차별을 두는 데 있다
더 존귀하고 더 높은 것이 있다고 하거나
시작과 종말이 있다고 하여
주관적 삶을 누르고 종속적 삶을 강요한다
그것은 자연을 어기는 것이다
왜 자연을 어기는가
생각으로 만들어졌기 때문이다
자연에 구분과 차별은 없다

시작도 끝도 없다
모두가 하늘이요
모두가 하나요
모두가 '우리'인 것이다

'몸보기'는 사람의 몸만 보는 것이 아니다
세상의 모든 것을
우리와 같은 하나의 몸으로 보는 것이다.

9. 지향점

'몸보기'를 수련하면서 이 '몸보기'가 명상이나 또는 명상에서 유래한 참선과 비슷한 수련이 아닌가 하는 생각은 하지 말기 바란다. '몸보기'는 명상이나 참선과는 그 이론이나 수련법이 완전히 다르다. '몸보기'는 수련법이 간단하지만 명상이나 참선은 매우 어렵다. 수련법은 차치하더라도 이론을 이해하기 위해 책을 읽는 것조차 상당한 인내를 요구한다. 웬만한 명상이나 참선에 관한 책은 처음부터 끝까지 읽기도 어렵지만 다 읽고 나서도 무엇을 말하는지 감이 잡히지 않는다. 또한 명상과 참선의 창시자나 대가라고 하는 사람들의 삶을 보면 그러한 명상이나 선이 추구하는 목적이 무엇인지 더욱 불분명해진다.

생전에 당뇨병과 척추 디스크와 천식 등을 앓았던 바그완 슈리 라즈니쉬, 췌장암과 간암으로 숨진 지두 크리슈나므르티, 악성 종양으로 숨진 라마나 마하리쉬, 자기를 찾아온 사람에게 "붉은 눈이 내리면 너에게 도를 전해 주겠다"라는 이상한 말을 하여 그 사람이 마침내 자신의 소중한 왼팔을 낫으로 잘라 흰 눈을 붉게 물들이자 그제야 그를 제자로 삼은 달마, 이외에도 생명의 소중함을 결국 깨닫지 못하고 질병과 모순 된 논리 속에서 방황하다 사라져간 수많은 구도자들, 종교가들…….

명상이나 참선이나 마인드컨트롤류의 수련 등이 몸은 아파도 정신적 편안함을 추구할 수 있지 않느냐고 반문할 수도 있지만 앞에서 언급했듯이 몸이 우선이고 마음은 몸에 딸린 것이기에 그것은 있을 수 없는 일이며 또한 몸과 마음은 하나이기에 몸이 아프면 마음의 편안함이 올 수 없고 또 마음이 아파도 몸의 편안함을 올 수 없는 것이다.

있는 그대로 보자. 편견 없이 보자. 세상에서 가장 소중한 것이 생명이고, 그 생명의 보금자리가 몸과 마음이며, 그 몸과 마음을 좌우하는 것이 건강이다. 생명이 없으면 깨달음이고 진리고 존재할 수가 없는 것이다. 그러므로 아무리 심오한 철학이나 논리라 하더라도 그것이 생명과 연관되지 않는다면 허상이요, 궤변에 불과한 것이다.

'몸보기'의 지향점은 명확하다. '몸보기'의 목표는 건강이다. 건강이란 단지 몸이 튼튼한 것만을 뜻하지 않는다. 건강은 몸과 마음이 하나 되는 신비로움이요, 아름다움이다. 건강에 대한 자각, 이보다 큰 목표나 깨달음은 있을 수가 없는 것이다.

10. 자기 세계

'몸보기'는
자기만의 길이요
자기만의 지혜요
자기만의 깨달음이다
자기만의 세계를 갖는 것이다
그러므로 몸의 가르침을 모르면
아무리 지식이 많아도 흉내 내기에 불과하다
따라서 지식만 가득하고
깨달음이 적은 사람들은 언제나
경전에 이르길
소크라테스가, 칸트가, 러셀이 말하길
공자 왈, 노자 왈
따위의 남의 말만 지루하게 반복한다
또 남의 세계에 자기 삶을 억지로 맞추려 하니
그들의 말과 행동은 언제나 모순적이요
일관성이 없다
하지만 자기 세계가 있는 사람은
아름다운 자기의 세계를 말한다
비록 그 세계가 남의 것과 같거나 비슷하다 하더라도
깨달음으로 얻은 것은 모두 아름답고 위대하다
새들이 똑같은 소리로 울어도 모두 아름다운 것처럼
꽃들이 똑같은 모습으로 피어 있어도 모두 아름다운 것처럼.

11. 소박함

'몸보기'는 소박한 것이다
당신을 유혹하는 것이
당신이 추구하는 것이
야하고, 괴이하고, 시끄럽고, 기이한 것이라면
그것은 진리가 아니다
진리는 소박하고, 검소하고, 수수하고, 평범한 것에 있다
이것이 자연의 본질이요
본래 몸과 마음의 모습이기 때문이다
당신이 특이하고, 기이한 것을 찾는다면
이 책을 읽을 필요가 없다
이 책에는
지극히 평범한 것
우리 모두가 알고 있지만 무심코 지나쳤던 것
그런 것들만 있기 때문이다.

12. 유기적

'몸보기'는 종합이다
종합이란 조화로운 것이다
조화란 이 세상의 모든 것과
서로 긴밀하게 연결되어 있는 것이다

이 책에 실린 여러 가지 지혜들 역시
서로 밀접하게 연결되어 있어
한 가지라도 소홀히 하면 조화를 이룰 수 없다
왜 그런가
그것은 몸과 마음이라는 생명에서 찾은 진리이기 때문이다
그러므로
생명, 몸, 자연, 깨달음, 조화, 균형, 마음, 감각, 얼
건강, 자유, 편안함, 지혜, 아름다움, 진리, 전체, 신비
이러한 낱말들은 표현만 다를 뿐 결국 같은 뜻이다
그러므로
문명, 공식, 편견, 집착, 불편, 공해, 고정관념, 지식,
어리석음, 순간, 분열, 모순, 부분, 치우침
이러한 낱말들 또한 표현만 다를 뿐 같은 뜻이다.

13. 있는 그대로

'몸보기'는 있는 그대로 보는 것이다
모든 생명체는 종족 번식을 위한 완전한 체계를 가지고 있다
태양계의 모든 별들은 태양을 중심으로 돌아간다
이것은 변하지도 변할 수도 없는 절대 현상이다
우리는 이렇게 절대적인 진리만을 이야기하고
그 진리 안에서만 살아야 함을 몸에서 배워야 한다

지동설을 주장했던 학자들
코페르니쿠스, 갈릴레이, 흄, 부르노 등은
고정관념에 빠진 사람들로부터 많은 고통을 당했고
부르노는 결국 신념을 버리지 않자
입에 재갈을 물려 산채로 화형 당하고 말았다

보라!
고정관념이란 이처럼 무서운 것이다
종교만이 이러할까?
옛날부터 지속되어왔던
종교, 철학, 사상, 의학, 각종 수련법 등은 이처럼 어리석은
역사를 가지고 있지 않은가
지금도 그러한 어이없는 행위를 반복하고 있지는 않는가
당신이 진리라고 여기는 것 중엔 이러한 점이 없을까
다시 한번 돌아보라
지금도 진리가 불에 타고 있지는 않는가
다시 한번 돌아보라
그리고 냉정히 보라
진리란
그것을 따르는 사람들의 숫자에 의해 결정되는 것이 아니다
진리란
그것이 지속되었던 시간과는 아무런 관계가 없다.

14. 나

'몸보기'는 버리는 것이다
지식을 버리고 나를 보는 것이다
지식을 버리고 나를 찾는 것이다
누가 지식을 만들었는가
성인, 위인, 천재 이들이 아니었던가
이들은 내가 아니고 모두 남이다
그러므로 지식은 내가 아니고 남이다
그러므로 지식을 버리지 못하면
나를 찾기가 어렵다.

15. 몸보기 수련

'몸보기'란 말 그대로 몸을 보는 것이다
단지 몸을 보는 것만으로도 우리는
어느 지금까지 전혀 느껴보지 못했던
새로운 감각의 세계로 들어간다

숫구멍이 열린 사람은
숫구멍으로 들어오는 기를 보면 된다
숫구멍이 열리지 않은 사람은

자신의 심장을 보면 된다
눈을 감고 가만히
자신의 심장을 응시하라
심장이 뛰는 것이 느껴질 것이다
더 가만히 보라 심장에서 나오는
피들이 온몸의 핏줄을 타고
흐르는 것을 느낄 수 있을 것이다

호흡은 위대한 몸에 맡기고 신경 쓰지 않는다
처음에는 손바닥이나 배나 팔과 다리 등의 부분을 본다
이것이 잘되면 전신을 응시하라

피부를 볼 수도 있다
피부는 우리의 의지와 상관없이 숨을 쉬며 움직이고 있다
심한 화상을 입으면 살 수 없는 것이 그것을 증명한다
역시 호흡은 위대한 몸에 맡기고 신경 쓰지 않는다
처음에는 손바닥이나 배나 팔과 다리 등의 부분을 본다
이것이 잘되면 전신을 응시하라

땀구멍 하나하나를
숨을 쉬는 입과 같이 여기고 강하게 응시하라
응시하면서 움직여보라
마치 숫구멍처럼 열리고 닫히며

숨을 쉬고 있음을 느끼게 될 것이다

어떤 것을 우리 몸에서 느끼든
그것은 마치 아름다운 꿈과도 같은 설렘의 세계다
그것은 참으로 황홀한 세계요
신비의 세계요, 놀라움의 세계다.
이러한 세계는 생각으로는 도저히 상상할 수 없는
그리고 지금까지 살아오면서 전혀 느껴보지 못했던
새로운 감각의 세계다
이러한 세계로 들어가는 것은 수련자의 의지와는 아무 상관이 없이 이루어진다 마치 무중력의 세계로 깊이 빨려 들어가는 듯한
또는 말할 수 없이 강력하면서도
동시에 부드럽기 이를 데 없는 기운이
온몸을 감싸는 듯 놀랍고도 황홀한 감각에 휩싸이게 된다
이러한 경지를 말로 표현한다는 것은 불가능하다
이러한 감각의 세계에 한 번이라도 들어가 본 사람은
그 느낌을 영원히 잊지 못할 것이다
이러한 느낌의 세계는 어디에도 없다
오직 자신의 몸을 볼 수 있는 사람만이
느낄 수 있는 것이다

처음부터 이러한 경지에 이를 수는 없다
사람에 따라 많은 차이가 있을 것이다

하지만 확실한 것은 심장은 뛰고 있고
피는 흐르고 있고
피부는 숨을 쉬고 있으니
우리는 노력만하면 느낄 수 있는 것이다

사람들은 심심한 걸 견디지 못한다
나무는 처음 피어난 그 자리에서
때론 수천 년을 움직이지 않고 서 있는다
그래서 때론 사람보다 훨씬 더 위대하다
나무는 매일 매일 땅속의 물이
자신의 몸으로 올라오는 것을
느끼면서 사는지 모른다
이것이 '몸보기'다
그래서 황홀하고 신비로운 느낌 속에서
매일 매일 하루하루를 사는 지도 모른다
그래서 매년 빛나는 잎과 맛난 열매와 향기로운 꽃을
피우는 것이 아닐까
결코 인간은 만물의 영장이 아니다
자연은 우리의 스승이다
사람이 스승이 아니고 나무, 풀, 동물들
자연의 모든 것들이
우리의 스승인 것이다.

16. 문제 보기

진리는 가까이 있다
여기 없는 것은 저기에도 없다
여기서 모르며 저기서도 모른다
가장 가까운 곳
그곳이 몸이다
그러므로 몸을 보는 것이 가장 지혜로운 것이다.

우물 속에서는 우물을 볼 수 없다. 우물을 바로 보려면 우물에서 나와야 한다. 마찬가지로 문제에 빠져 있으면 문제를 바로 볼 수 없으므로 문제를 해결할 수 없다. 장기나 바둑을 둘 때 당사자들보다는 훈수꾼이 묘수를 더 잘 보는 경향이 있다. 훈수꾼은 제 삼자이기 때문이다. 마찬가지로 문제를 풀려면 문제에서 벗어나 제삼자가 되어야 한다.

문제에서 아주 벗어나도 문제를 해결할 수 없다. 적당히 벗어나야 한다. 그 적당히 벗어나는 방법이 바로 숫구멍과 문제를 동시에 응시하는 것이다. 숫구멍으로부터 들어오는 기를 몸으로 느끼면서 동시에 문제를 응시하면 문제에서 아주 멀리 벗어나는 것도 아니요, 문제에 깊이 빠진 것도 아니니 어떤 어려운 문제라도 반드시 슬기롭게 해결할 수 있을 것이다.

우리는 모두 알고 있다. 우리의 능력은 무한하다. 단지 고정관념,

지식, 생각 등이 가로막아서 보지 못할 뿐이다.

삶이란 문제풀이다
살다 보면 끊임없이 어려운 문제와 직면하게 되기 때문이다
삶에 어려운 문제가 생길 때
사람들은 신에게 기도하거나
누군가에게 묻거나 점을 치기도 한다
그래도 풀리지 않으며 좌절하기도 한다

우리의 능력은 무한하다
우리 몸은 수억만 년 동안 이어져 왔기에
우리 몸 안엔 그 시간을 지나온 지혜가 고스란히 담겨 있다
수억만 년 동안의 엄청난 정보와
지혜가 우리 몸 안에 고스란히 남아 있다
숫구멍을 열고
위대하고 아름답고 신비로운 몸을 보라
길게 잡아도 3,000년이 안 되는
종교, 철학, 과학, 사상, 문명 등에서
얻은 얕은 지식들을 버리고
몸을 보라
숫구멍을 열고
그대의 위대하고 아름답고 신비로운
몸을 응시하라

신에게 답을 구하지 말고 신에게 기도하지 말고
네 몸에 소리를 들어라
누구에게 묻기 전에 먼저 네게 물어라
네 몸이 답을 해 줄 것이다

종교, 철학, 사상 등의 생각 물든 사람들은
어려운 문제를 해결했을 때
그 이유를 기도를 통한 신의 도움
또는 명상이나 정신 집중의 결과라고 본다
하지만 이런 이유들은 맞지 않다
그것은 위에서 밝힌 바와 같이
위대한 당신의 몸이 알려 준 지혜다
당신이 절실히 답을 구할 때
수억만 년의 지혜를 간직한
위대한 네 몸의 응답임을 깨달아야 할 것이다
이 책은 그렇게 쓰인 것이다.

17. 주인

몸을 보면 생각은 절로 사라진다
왜 그런가
몸이 생명의 주인이기 때문이다

아이들은 몸을 따르기에 활기가 넘치지만
어른들은 생각에 질질 끌려 다니기에 활기가 없다
생각은 몸의 주인이 아니기 때문이다

18. 차원

우리는 흔히 차원이라는 말을 한다

0차원은 점으로
오직 한곳만 보고 한곳에 갇힌 것을 말한다

1차원은 직선으로
마치 열차처럼
앞과 뒤 밖에 보지 못한다

2차원은 평면으로
앞뒤 좌우까지 볼 수 있다

3차원은 공간으로
앞뒤 좌우 위아래를 볼 수 있다

4차원은 나만이 아는 절대적 세계요

시공을 넘어서는 신비의 세계다
몸은 곧 우주니 몸을 보는 것이
곧 4차원으로 들어서는 길인 것이다
몸을 열어
기를 느껴보라
당신의 아름답고 신비로운 몸을 보라

남들은 가질 수 없는
남들은 느낄 수 없는
나만의 세계
4차원의 세계를 가질 수 있을 것이다.

많은 사람들은
0차원에 갇혀 있어
수천 년 전 사람들이 했던 말을
토씨 하나 틀리지 않게 매일 반복한다

세상에서 하나밖에 없는 나
남과 다른 재능 감각을 가진 나
하나하나 모두가 다른 나를
보지 못하게 하고 똑같은 것만 보게 하는
종교, 철학, 사상들로부터
나를 보지 못하게 하고

신과 성인들과 같은 남만을 보게 만드는
종교, 철학, 사상들로부터
하루라도 빨리 뛰쳐나와야 한다
참으로 답답한 일이 아닐 수 없다
그래야 나를 보고 나를 찾을 수 있다
이것이 진정한 해방과 자유가 아니겠는가.

19. 돌아감

'몸보기'는 돌아가는 것이다
사람은 누구나 떠난다
생각이 그렇게 만든다
그러므로 생각을 버린다는 것은
돌아감을 의미한다
몸보기는 돌아가는 것이다
처음으로
자연으로
동심으로
신비로움으로…….

20. 자리

몸을 보는 사람은 멀리 가지 않는다.
사람들은 너무 돌아다닌다.

성지를 찾아
스승을 찾아
깨달음을 찾아
그 무엇을 찾아 쉬지 않고 돌아다니며
몸과 마음을 혹사시키고 자연을 훼손시킨다
돌아가라
여기서 못 구하면 저기서도 못 구한다
저기 있는 것은 여기 있는 것만 못하다
바로 내 몸이 진리요, 스승이요,
깨달음인데 어디로 떠나려 하는가.

21. 최소

'몸보기'는
많은 것을 필요로 하지 않는다
사람들의 삶은 너무 번거롭다
너무 많은

물질과

만남과

공부와 책에 매여서 정신없이 살아가고 있다

'몸보기'는 당신의 삶을 소박하고 단순하게 만들어줄 것이다

소박 단순하지만 몸보기보다 아름답고, 신비롭고

고귀한 것은 세상에 없을 것이다.

(종교 용어에 '무소유, 불살생'이란 말이 있다. 하지만 이것은 불가능한 말들이다. 최소소유 또는 화랑오계에 있는 살생유택이 맞다. 그래서 종교적인 말들은 거의가 모순적이요, 극단적이다.)

22. 어우러짐

'몸보기'는 진정한 어우러짐이다.

어우러짐이란 조화로운 삶이다.

조화를 깨는 것이 집착이다.

집착이란 한쪽으로 치우친 것이다

한쪽으로 치우치면 균형을 잃는다

문명은 집착에서 나왔다

그래서 사람들을 집착으로 몰고 간다

술에 빠지고, 도박에 빠지고, 종교에 빠지고

허황된 명예에 빠지고, 권력에 빠지고

물질에 빠지는 이 모든 것이 집착이다

몸은 생명이요, 자연이요, 마음이요, 깨달음이다
그러므로 '몸보기'는 문명이 아니다
따라서 몸을 보는 사람은
빠지거나 치우치거나 부분적이거나 순간적이지 않다
'몸보기'는 하나가 되기 위한 몸짓이요,
전체를 향한 몸짓인 것이다.

23. 잡념

'몸보기' 수련 시에도 생각은 완전히 사라지지 않는다
하지만 몸보기 수련 시에 일어나는 생각들은
수련자 내부로 깊숙이 들어오지 못하고
수련자의 주변을 서성거릴 뿐이다
그러므로 생각을 하나도 남김없이 없애버리려고
애쓸 필요는 없다
생각이란 근거가 없어
갑자기 생겼다가 갑자기 사라지기 때문이다

24. 생명

'몸보기'란
생명을 보는 것이다
생명은 참으로 신비롭고 고귀하고 아름답고 소중하다
따라서 모든 생명체는 생명을 이어가기 위해
자기 생명까지 헌신하며 또 하나의 생명을 낳기 위해
그 생명을 키우기 위해 혼신의 노력을 기울인다
그만큼 생명을 낳고 키운다는 것은
세상에서 가장 가치 있고 보람된 일이기 때문인 것이다
따라서 생명을 낳고 키워본 사람의 지혜는
그렇지 않은 사람보다 얼마나 큰지 짐작도 못할 일이다
그런데 생명을 낳지도 키워보지도 않은 사람들에게
생명을 낳고 키워 본 사람들이
가정에 대해서
아가에 대해서
생명에 대해서
사랑에 대해서
세상 진리에 대해서 묻는다

아이를 낳아 본 적도 키워 본 적도 없어
아이가 아플 때 가슴이 찢어지는 고통이
무언지도 모르는 사람들에게

아이가 행복할 때
구름을 타는 듯한 기쁨을 전혀 모르는
오직 책만 읽어 간접경험밖에 없는
종교인들에게
아가에 대해서 묻는다

사랑도 해 보지 않아
사랑이 얼마나 아름답고 고귀하고 신비로운지
모르는 종교인에게
결혼도 해 보지 않아
배우자와의 갈등이 얼마나
마음을 아프게 하는지 전혀 알지 못하는
종교인에게
가정을 꾸려보지 않아
가정을 지키는 과정이
얼마나 많은 인내를 요구하는지
얼마나 잦은 갈등이 찾아오는지
얼마나 애가 타고 속이 타는지
가정의 평화가 얼마나
아름답고 행복하지를
전혀 알지 못하는
종교인들에게

생명을 낳고 키우고
가정을 꾸려가는
많은 사람들이
길을 묻고 있다

마치 서울 가 본 사람이
안 가 본 사람에게 서울에 대해 묻는 것과
무엇이 다른가
오히려
그 종교인들이 당신에게
생명과 건강과 사랑과 진리의 길을
물어야 하는 것이 맞지 않은가

참으로 이상한 일이 아닐 수 없다.

25. 해방

'몸보기'는 해방이다
몸과 마음은 하나니
몸을 본다는 것은 마음과 하나 되는 것이다
마음과 하나 된다는 것은
생각에서 벗어나

감각의 세계로 들어가는 것을 의미한다
감각의 세계는 생각이 사라진 세계다
그러므로
당신이 감각하고 있는 동안엔
생각이 결코 들어올 수 없다.

26. 부작용

몸이란 서서히 자란다
몸뿐만이 아니라 세상에 모든 것은 이러해야 한다
그러므로 급격한 것은 반듯이 부작용을 초래한다
우리 속담에 '부자 삼대 못 간다'라는 말이 있다
아이들이 스스로 얻은 재물이 아니고
부모로부터 받은 재물
즉 급격히 얻은 재물이기에
그 가치를 모르기 때문에 나온 말이다
이 책에 모든 수련법도 마찬가지다
너무 급히 이루려 하지 말기 바란다.

27. 돌아가기

몸보기란
돌아가는 것이다
몸과 마음으로
자연과 처음으로
돌아가는 것이다
고정관념에 빠져 방황하던 지난날들
그리하여 저질렀던 돌아보고 싶지 않은 실수들
몸이 망가지는 것도 모르고
공식만을 좇던 철없던 지난날들
진리를 찾기 위해 행했던 수많은 실험들
그 혼란 속에서 사라져간 삶의 소중한 시간들
아, 나는 얼마나 진리를 찾아 헤매었던가
하지만 사랑하는 나의 아이들이 없었다면
나는 아직도 종교, 철학, 사상 등이 가져다준
미로와 같은 고정관념 속을 헤매며
몸과 마음을 혹사시키고 있었을 것이다
나와 같이 방황하는 사람이 더는 없어야 하기에
나보다 더 아파하면서도
아직도 생각의 미로 속을 헤매는 사람들
그리고 문명의 그늘에서 태어나고 자라나
가치관의 혼돈 속에서 방황하는 이 시대의 아이들을

자연의 오솔길로 인도하고 싶다
누구나
흔들리고 방황하고 타락하고 실수할 수 있다
중요한 것은 돌아가는 것이다
몸과 마음으로 돌아가는 것이다
그것이 진정한 뉘우침이요, 깨달음이다
이 책에서 나는 그 길을 말하고 싶다.

28. 편견

'몸보기'란
있는 그대로 보는 것이다
사람과 책을 대할 때 더욱 그러해야 한다
존경하는 생각을 갖고 대하면
그 사람의 모든 행동
그 책 속의 모든 글이 옳게 보일 것이요
무시하는 생각을 갖고 대하면
모든 것이 하찮게 보일 것이다

친일파들 못지않게
사대주의자들도 많은 문제가 있다
'상선약수'

이 말은
'가장 위대한 것은 물과 같다'라는 노자의 말이다

과연 물처럼
아래로 아래로만 흘러가며
둥근 그릇에 담기면 둥근 모양을 하고
네모난 그릇에 담기면 네모난 모양을 하며
자기를 주장하지 않고
아래로 아래로만 흐르며
환경에 순응하는 것이
지극한 선일까
어쩌면 이 말은
순종을 강요하며 백성과 국민을 옥죄는
사악한 위정자들이 최고로 좋아하는 말은 아닐까
어쩌면 그래서
'모든 것은 신의 뜻이다'라는 유신론자들과
'모든 것은 전생의 업이다'라는 윤회론자들과 함께
노자의 '순종론'은 위정자의 심기를 거슬리지 않아
많은 나라와 사람들의 입에
오랫동안 회자되는 것은 아닐까
진정 우리의 삶을 좌우하는 것은
권력자의 부정부패와 재벌들의 탐욕적인 삶인데
유신론과 윤회론 그리고 노자의 순종론은

참으로 역사와 현실을 제대로 보지 못하는
어리석은 이론들이 아닐 수 없다

진정 위대한 것은 물이 아니고
평등과 외세척결을 외치며
전봉준 장군과 조선민중들의 손에서 타올랐던
동학 혁명의 불꽃이 아닐까
어쩌면
3월 1일 자주독립을 외쳤던
유관순 열사와 조선 민중들의 손에서
식민의 어둔 밤을 밝혔던 자주의 횃불이 아닐까

어쩌면 진정 위대한 것은
이승만 정권의 부정부패에 항거하며
학생들의 손에서 핏빛으로 타올랐던
4·19 혁명의 횃불과 같이
썩은 것을 태우고 새 세상을 밝히는
저항과 변혁, 개혁과 창조의 횃불이 아니겠는가
돌아보라!
역사란 횃불의 기록이 아닌가?

세상에서 옛날이나 지금이나
가장 중요한 것은

신이 모든 것을 주관한다는 유신론이 아니요
전생의 업이 현생에 반영된다는 윤회론도 아니요
물처럼 현실에 안주하며 사는 순응론도 아니요
사주 관상 역학 따위의 운명론 팔자론도 아니다

참된 역사의식과 정치의식
그리고 적극적인 현실 참여와 정치 참여가
그 무엇보다도 중요한 가치기준이 아니겠는가.

(수백 년 전 조선시대도 옛날이라고 비하하면서 수천 년 전 사람들을 아직도 위대하다고 하는 것은 참으로 문제가 많다. 2000년 전, 2500년 전에 노자, 공자, 석가, 예수, 소크라테스 등등의 위인들은 그 시대 사람들 중에서는 뛰어났을지 모르겠지만 논리력과 정보력과 통계력 그리고 몸과 마음이 훨씬 진화된 오늘날의 시각으로 보면 그 시대의 위인들은 그 시간만큼 많은 한계성과 모순을 갖고 있는 옛날 사람에 불과한 것이다.)

편견을 버려라 그렇지 않으면
당신은 어떤 사람이나 어떤 책이나
어떤 종교의 노예가 될 수 있다
있는 그대로 보지 못하면
당신은 영원히 진실을 볼 수 없다
있는 그대로 보라!
이 책 또한 그렇게 읽어주기 바란다.

(중국의 동북공정은 우리민족의 역사가 자기의 속국역사였다고 우기는 역사왜곡이다. 예전에 우리나라의 유명한 분이 오바마 대통령에게 '상선약수'라는 글귀를 한자로 써서 보냈는데 참으로 아쉽다. 노자의 말을 한자로 써서 보냈으니 오바마 역시 한국은 오랜 기간 중국의 속국이었다고 여기지 않겠는가. 역사가 왜곡되어가고 있는지도 모르는 많은 중국인들 또한 이 기사를 보면 한국은 역시 자기 나라의 속국이었다고 얼마나 큰 자부심을 갖겠는가. '윗물이 맑아야 아랫물이 맑다'라는 누구도 부인할 수 없는 이 완전하고 멋진 진리를 한글로 써서 보냈다면 얼마나 좋았을까. 한글의 깊은 뜻과 아름다움을 널리 알릴 수 있었는데 참으로 아쉽다. 아울러 이제는 공공기관 벽에 또는 대형 음식점 벽에 뜻도 알 수 없는 한자만 잔뜩 쓰인 액자 같은 것은 걸지 말고 우리 조상님들의 말씀을 써서 걸자. 이순신, 안창호, 안중근, 윤동주, 이육사 등등 훌륭하신 조상들의 시와 글을 한글로 써서 걸어놓자. 얼마나 멋지고 교훈적이고 아름다울까. 정말 그래도 한자를 쓰고 싶다면 고조선의 건국이념인 '홍익인간, 제세이화, 이도여치, 광명이세'라는 멋진 말들이 있지 않은가.)

29. 역사

HISTORIA는
역사의 어원이다
이처럼 역사(Hi story)는 남자들의 이야기다
그래서 거의 모든 성인, 위인들은 남자다

역사는 오히려
여자들의 이야기(She story)가 되어야 할 것이다
여자가 남자보다 더 있는 그대로 본다
왜냐하면 여자가 더욱더 생명적인 삶을 살기 때문이다
그래서 여자가 남자보다 더 몸보기 삶을 산다
그러므로 여자가 남자보다 진리적이다
그러므로 여자가 보는 세상이
남자가 보는 세상보다 객관적이다
세상의 역사는 다시 쓰여야 한다
여자의 눈으로 생명의 눈으로
나는 그렇게 본 세상을 이 책에 썼다.

30. 객관

'몸보기'란
있는 그대로 보는 것이다
아이들이 건강하고 사랑스러운 것은
세상을 있는 그대로 보기 때문이다
하지만 아이들도
어른처럼 세상을 생각적으로 본다면
아이들의 눈도 결코 아름답지 않을 것이다
있는 그대로 보라

그리하면 비록 나이가 들어도
당신은 언제까지나
건강과 아름다움을 잃지 않을 것이다.

31. 마음보기

'몸보기'란
마음을 보는 것이다
마음은 몸의 변화에 따라
생기고 스러진다
마음은 심장이나 폐와 같이
우리가 생각으로 바꾸거나 없앨 수도
쉬게 할 수도 없다
그러므로 원효대사가
'일체유심조'라고 한 말은 매우 잘못되었으며
정확히 하면 '일체유사조'라고 해야 하는 것이다

'몸보기'란
마음을 보는 것이다
마음은 안에 있다
나이, 학력, 지식, 국적, 인종, 성별
재능, 직업, 지위, 종교

이러한 외적인 것들로 인해
우쭐해하거나 우울해하거나
우러러보거나 깔보지 마라
이런 것들은 몸보기와는
진리와는 아무 상관이 없다
이런 것들로부터 자유로울 수 없는 한
당신의 위치는 언제까지나 밖이다.
또한 몸보기는 하나 되는 것이니
이러한 것들로 사람을 구분하지 마라
모든 분쟁은 나누는 데서부터 시작된다.

(속담에 '피는 못 속인다'라는 말이 있다. 대개 사회적 지위가 높거나 학력이 높거나 허우대가 좋아 보이면 사람들은 높게 평가하는 경향이 있다. 하지만 인격은 그런 단적이며 외적인 것에 있는 게 아니라 더 깊은 곳에 있으니 그것이 '피'라는 것을 우리 선조들은 일찍이 깨달으신 것이다. 이완용을 비롯해서 나라를 팔아먹은 을사오적들은 평소에도 중국을 숭상하는 사대주의자였다가 일본의 힘이 강해 보이니까 일본 쪽으로 고개를 숙였고, 지금 부정과 부패로 국민을 무시하고 자신의 부귀만을 탐하는 정치인, 학자, 재벌 등의 조상들도 대개가 친일파였으며, 그 친일파의 조상을 거슬러 올라가 보면 사대주의자인 것이다. 피는 아주 오래전부터 이어져 온 것이기에 학교에서 잠시 배움으로 몸에 남아 있는 내력을 바꾸기가 어렵다. 그러므로 어떤 사람을 판단할 때 그 집의 내력, 즉 몸의 내력도 함께 보아야 할 것이다.)

32. 고향

몸보기는 마음으로 돌아가는 것이다
왜 마음으로 돌아가야 하는가
마음은 누구나 가지고 태어났고
지금도 갖고 있고 죽을 때까지 가져야만 하는
가장 아름답고 완전한 가치 기준이기 때문이다
당신은 어떤 가치 기준으로 살아가는가
종교인가, 철학인가, 사상인가, 과학인가, 풍습인가, 역학인가
아니면 이와는 다른 어떤 생각인가
하지만 냉정히 돌아보라
당신이 지금 가지고 있는 가치 기준은
당신이 처음부터 갖고 있었던 것인가
아니면 남들로부터 수없이 들어서 알게 된 것인가

남에게서 들은 것들
이상하다고 느끼는 것들은 모두 던져 버려라
그리하면 마음만 남게 된다
우리가 처음부터 가지고 태어난 것은
그리고 죽을 때까지 지니고 사는 것은
오직 마음 하나다
마음은 우리가 뛰어놀았고
우리를 길러준

우리의 고향이요, 어머니다
'몸보기'란 마음으로 돌아가는 것이다
그때 우리는 진정한 행복을 얻게 될 것이다.

33. 마음 닦기

'몸보기'는
마음을 닦는 것이다
마음을 닦는다는 것은
본래의 순수한 마음으로 돌아감을 의미한다
순수한 마음을 가진 사람들은 착하다

손자는 '병법은 속임수'라고 했다.

이기기 위해서는 '자신을 위장하라, 상대를 유인하라, 때를 기다려라, 상대가 강하면 피하라, 상대의 친한 자와 이간질 시켜라, 상대를 교만하게 만들어라, 상대를 분노하게 하라. 상대를 피곤하게 하라'라고 했다.

우리 속담에 '지는 것이 이기는 것이다',
'맞은 사람은 발 뻗고 자고 때린 사람은 웅크리고 잔다'라는 말이 있다.
손자의 말과 비교해 보라.

아이들처럼 착하기만 한 민족이다.

하지만 착한 사람들은 위험하다
그런 사람들은 생각이 많은 사람들의 표적이 되기 때문이다
그것은 자연의 많은 동식물들이
인간들에 의해 멸종되어가는 것을 보면 알 것이다
그것은 간교한 사람들이 착한 사람들에게
수많은 상처와 고통을 주는 현실을 보면 알 것이다
그것은 자연과 하나 되어 살아왔기에
착하기 이를 데 없는 우리 민족이
중국과 일본을 비롯한 간교한 나라로부터
수없는 외침을 받아온 역사를 보면 알 것이다
그러므로 마음이 착한 사람들은
이런 것을 늘 경계해야 할 것이다.

(사람은 크게 좌뇌형과 우뇌형으로 분류할 수 있다. 좌뇌가 좋은 사람을 흔히 아이큐가 높다고 하고, 우뇌가 좋은 사람을 이큐가 높다고 한다. 좌뇌형은 논리적이고 계산적이고 생각적이고 보수적이고 객관적이다. 그래서 이기적이다. 우뇌형은 감성적이고 창의적이고 감각적이며 다정다감하고 주관적이다. 그래서 이타적이다. 사람은 둘 중에 더 발달한 쪽 뇌의 영향을 받는다. 예를 들면 윤동주, 안중근, 윤봉길, 홍범도 등등의 의인들은 좌우의 뇌가 둘 다 좋지만 우뇌형의 삶을 살았다. 우리 민족은 특히 우뇌형이 많다. 그래서 늘 남을 배려하기에 세상에서 유일하게 '우리'라는 말을 사용하는 것이다.

하지만 우리나라뿐 아니라 세상의 사회구조는 좌뇌형에 유리하게 되어 있다. 우뇌형은 점점 세상에서 도태되어가고 있다. 그래서 점점 인간미가 사라지는 세상이 되고 있는 것이다. 좌뇌형은 약은 데 비해 우뇌형은 순진하다. 우뇌형은 늘 좌뇌형의 노림이 되므로 경계해야 할 것이다. 개인 대 개인만이 아니다. 예나 지금이나 이런 이유로 일본, 중국, 서양인들은 호시탐탐 우리나라를 노리고 있는 것이다.)

34. 최상의 진리

'몸보기'는
최상의 진리다
진리는 누구에게나 적용해도 무리가 없어야 한다
그러므로 깨달음은 누구나 할 수 있고
누구나 알 수 있어야 한다
그러므로 '몸보기'는
종교도, 철학도,
사상도, 과학도 아니다
'몸보기'는
모든 사람들과
모든 생명체들이
걸어왔던 길이며
가고 있는 길이며

영원히 가야만 하는
운명이며 숙명인 것이다.

35. 실상

'몸보기'란 실상을 보는 것이다
하지만 많은 사람들은 허상 속에서
울고 웃는다
실상은 배우지 않아도 누구나 알 수 있지만
허상은 배워야만 알 수가 있다
수없이 거듭되는 반복교육으로
사람들은 허상을 실상으로 착각하고 산다
하지만 배움 속에는 실상이 없다
배워서 안 것은 진리가 아니다
동물들과 나무는 아무에게도 배우지 않는다
배우지 않아도 아름답고 평화롭다
인간만이 배운다 그래서 허상적인 삶을 산다
배움은 실상을 가린다
배움은 실상을 무시한다
허상적인 삶은 반드시 허무하게 끝이 난다
허상은 모순이기 때문이다
실상을 보라

당신이 배워서 안 모든 것들을 버려라
그리하면 실상을 볼 수 있을 것이다.

36. 몸으로 알기

'몸보기'는
몸으로 아는 것이다
생각으로 아는 것은 지식이다
지식은 시간이 가면 잊힌다
하지만 몸으로 안 것은 '자전거 타기'와 같이
시간이 아무리 흘러도
결코 잊히거나 사라지지 않는다
이 책에는 지식이 없다
오직 몸으로 알아야 할 것들만 있다
이 책의 내용을 이해하기 위해서는
단 몇 시간이면 족할 것이다
하지만 이 책의 내용들을 익히려면
사는 날이 모두 필요할 것이다.

왜 그런가
자연에서 찾았기 때문이다
자연은 매우 서서히 이루어졌기 때문이다

그러므로 이 책의 내용들을 몸으로 익히려 할 때
가장 유의해야 할 점은 조급함이다.

37. 눈치채기

몸을 본다는 것은
눈치채는 것이다
빠지고 있다는 것을
취하고 있다는 것을
중독되었다는 것을
병들어가고 있다는 것을
착각하고 있다는 것을
오해하고 있다는 것을
속고 있다는 것을
뭔가 이상하다는 것을
눈치채는 것이다
눈치만 챈다면 그 다음은 쉽다.

38. 이상함

'몸보기'는
마음과 하나 되는 것이다
마음은 완전하다
그 마음은 누구나 갖고 있다
마음은 몸에서 나온다
몸은 수억 년을 이어져 오늘까지
살아왔다
그 수억 년의 정보와 지혜가 우리 몸에 들어 있다
그 몸에서 마음이 나왔다
그래서 그 마음에 어긋나는 것은
몸의 정보와 지혜
즉 생명의 흐름에 어긋나는 것이니
그 어긋남을 우리는 이상하다는
느낌으로 눈치채는 것이다
이것이
왠지 모르게 이상하게 느껴지는 것의 실체다

그 이상함과 타협하지 마라
합리화시키거나 외면하지도 마라
끝까지 추적하라
그래서 그 이상한 것들의 실체를 모두 확인했을 때

비로소 몸과 마음과 하나가 될 수 있을 것이다
이 책은 내가 자라면서부터
이상하다고 여겨왔던 것들에 대한
끈질긴 추적의 결과다.

39. 버리기

'몸보기'는 버리는 것이다
이 책을 읽다 보면 자기도 모르게
몸을 보게 된다
몸을 보게 되므로 자기도 모르게 고개가 끄덕여지고
수없이 무릎을 치게 된다
그럴 때마다 당신을 억압하던 고정관념들은
당신에게서 하나 둘 떨어져나가게 될 것이다
하지만 당신이 '몸보기'를 게을리한다면
생각들은 다시 달라붙어 당신을 억압할 것이다.

40. 깨치기

'몸보기'란
무한한 가능성을 가지고 있다.

몸이란 신비하기 이를 데 없기 때문이다
누구에게나 시련은 온다
시련은 누구에게나 고통이다
하지만 시련이 없으면 깨달음 또한 없다
삶이 내게 시련을 주지 않았더라면
그리하여 그 시련들을 회피하려 했거나
남에게만 의지하여
스스로 이겨내려 노력하지 않았다면
이 책은 나올 수 없었을 것이다.

41. 나

'몸보기'란
나를 찾는 것이다
신, 성인, 위인, 선생, 스승 이들은 모두 남이다
남은 나보다 나을 수가 없다
남은 언제나 곁에 있지 아니하고
나를 나보다 더 잘 알 수 없기 때문이다
지금 이 순간에도 남을 찾아 헤매는 사람들
남만을 우러러보며 살아가는 사람들은
돌아보라!
그대들은 한순간이라도

나를 찾기 위해 노력해 본 적이 있는가?
나를 보라!
네 몸을 보라!
그 안에 남에게서는 결코 찾을 수 없는
나만의 진리가 있다
나를 보라!
네 몸을 보라!
처음부터 끝까지 이 책은 그 얘기다.

42. 조심하기

'몸보기'란 조심스러운 것이다
나만을 바라보고 나만을 주장하다 보면
자칫 거만해질 수 있다
또 조금 건강해 졌다고 오만해지다가
병을 불러올 수 있다
몸이란 소중하고 조심스러운 것이다
언제나 초심을 잃지 말고
우주와 자연과 몸에 대한 경외심을 잊지 말아야 할 것이다.

43. 따로 가기

'몸보기'란
따라가는 것이 아니고
따로 가는 것이다
사람마다 능력과 개성이 다르기 때문이다
하지만 개성이라는 허울아래
오직 남과 다르게 보일 목적으로
기괴한 복장과 요상한 머리 모양을 한다거나
종교에서 주장하는 영혼론을 내세우며
기행과 고행으로 고귀한 몸을 혹사시킨다거나
예술이라는 명분아래
소중한 몸에 상처를 내거나
음란한 행위를 한다거나
도전이라는 미명아래
생명을 건 모험을 한다거나
호기심, 솔직함, 자유, 젊음 등을 빙자하여
마음과 생각을 구별하지 못하고
제멋대로 행동하거나
문란한 생활을 하는 것은
진정한 자유, 진정한 개성과는 거리가 먼 것이다
무엇을 추구하든
어떤 행위를 하든

그 방법은 자연스러워야 하며
남에게 피해를 주어서는 아니 되며
그 지향점은 언제나 생명이어야 한다.

44. 전체

'몸보기'는
부분이 아니고 전체다
말로는 전체를 보여 줄 수 없다
진리는 물건도, 지식도, 공식도 아니다
그러므로 남에게 줄 수도
가르쳐 줄 수도 없다
당신의 동반자에게도
당신의 사랑하는 아이들에게도
당신의 형제, 친구에게도
모두를 보여줄 수가 없다

말을 조심하라
말은 전체를 보여주지 못하기 때문에
시비와 오해를 불러일으킨다
당신이 깨달음을 주고자 하는 사람이 있다면
가능한 쉽게 써서 책으로 전하라

나 역시 이 책이 나오면 단지 소개만 할 뿐이다
읽고 안 읽고
깨닫고 못 깨닫고는 내 힘 밖의 일이다.

45. 자연

몸을 본다는 것은
이 세상에서
가장 아름답고 신비롭고 위대하고 완전한 책을 보는 것이다
왜 그런가.
몸은 자연이기 때문이다.
자연의 위대함과 오묘함과 신비함과 아름다움을
어찌 말이나 글로 다 표현할 수 있으랴
말이나 글을 모아 놓은 것이 책이니
당신이 진정 깨달았다면 이 책도 던져 버려라
깨달은 사람의 경전은 오직 자연이다
깨달은 사람의 경전은 오직 몸과 마음이다
깨달은 사람에게 책은 시력저하만 가져올 뿐이다
진리란
본래부터 존재하는 것이지
억지로 만들어내는 것이 아닌 것이다
냉정히 보자

있는 그대로 보자
이것이 자연의 다른 설명이다.

46. 변화

몸을 보는 동안
우리는 지금까지는 전혀 느껴보지 못했던
감각의 세계로 들어간다.
그것은 우리는 생각으로는 도저히 짐작할 수 없는 세계다
이러한 감각이 반복되면 마침내 우리 몸은 변화한다
그 변화는 생명력을 강화시켜 줄 것이다
그 변화는 또 당신을 더욱 자유롭게 해 줄 것이다
절대적 즐거움를 가져다줄 것이다.

47. 몸의 신비

때때로 전생을 보았다는 사람들이 있다
그것은 자기 몸의 기록을 본 것이다
앞에서 언급했듯이
우리 몸에는 조상들의 삶이 섬세하게 기록되어
생각을 버리고 고요하게 자기 몸을 보면

그것을 볼 수 있는 것이다

때때로 초능력이나
예지력이 생겼다고 말하는 사람도 마찬가지다
신이나 어떤 외계인이 아닌
자신의 몸에서 나온 것들이다
몸은 무한히 많은 정보와 능력과 가능성이
담겨 있는 신비로운 세계다

48. 절대 기쁨

'몸보기'를 모르는 사람들의 행복은 모두 상대적인 것이다
남보다 좋은 학력
남보다 좋은 집
남보다 잘난 능력
남보다 잘난 외모
남보다 많은 돈
남보다 높은 권력 등등
그래서 자기가 남들로부터 관심이 없어지거나
남들보다 뒤떨어지면
그 순간 사라지는
물거품 같은 행복을 추구하며 불안하게 살고 있다.

'몸보기'는 그런 것이 아니다
'몸보기'의 즐거움은
경쟁과 비교에서 오는 것이 결코 아니다.

49. 아이들

'몸보기'는 돌아가는 것이다
몸과 마음으로 돌아가는 것이다

아이들은 돌아감을 모른다
아직 떠나지 않았기 때문이다
아이들에게는 이 책의 내용뿐만 아니라
어떤 종교나 사상 따위도
알려줄 필요가 없다.
아이들은 아직 이러한 것들의
참다운 의미를 깨달을 수가 없다.
아이들은 아직 떠나지 않았기 때문이다
떠남이 있어야 돌아감의 의미를 아는 것이다
그러므로 아이들에게
돌아감에 대해 말하는 것은 참으로 어리석다
그것은 방에 있는 사람에게 들어가라고 하는 것처럼
큰 혼란만 가져다줄 것이다.

따라서 아이들에게 너무 일찍부터
종교, 사상, 철학을 말하는 것은
대단히 부자연스러운 것이다
따라서 매우 위험한 것이다.

50. 어머니

가정은 소중하다
가정에서 생명이 태어나고 자라기 때문이다
진리 탐구를 위해 가정을 떠났거나
가정을 소홀히 했던
성인과 많은 위인들의 행동도
생명적인 관점에서 보면 옳다고 할 수 없다
진리 탐구보다 소중한 것이 생명이니
더 많은 생명을 구하기 위해
자기 한 몸을 던진 안중근 의사와 같은
의로운 사람의 용기 있는 행동들을 빼고
가정을 도외시하면서
생명을 외면하면서 얻을 수 있는 진리란
세상에 없는 것이다

나는 어머니께서

나보다 일찍 주무시는 걸
나보다 늦게 일어나시는 걸
나보다 맛난 음식 드시는 걸
나보다 많이 드시는 걸
나보다 좋은 옷 입으시는 걸
나보다 따스한 자리에 주무시는 걸

본 적이 없다

이러한 어머니의 모습을 보며 자랐기에
나는 종교와 철학과 사상 따위를 창시한 사람들의 모순을
남들보다 더 잘 볼 수 있었던 것이다
이것은 비록 필자만이 보았던 어머니 모습이 아닐 것이다
진실로 위대한 사람은
특이한 말과 특출한 행동을 했던
위인들이나 성인들이 아니라
오직 자식만을 위해 모든 걸 참아내고 희생하시고
고귀한 후손과
소중한 생명을 낳고 기르시며
인내와 희생으로 살다 가신
우리 어머님들이 아니겠는가

이 세상에 가장 위대한 성인

가장 아름다운 사람은
어렵고 이상하고
애매모호하고 비현실적인 말들로
사람들을 혼란에 빠뜨린 작금의 성인들과 위인들이 아니라
우리가 흔히 볼 수 있는
우리들의 낳고 키워 주신
우리들의 어머니인 것이다

진실로 위대한 것은 특이하거나
특별하거나
우리가 성인이라 부르는
몇몇의 사람이 아니라
생명을 잉태하고 낳고 길러낸
수많은 우리의 어머니임을 깨달아야 한다.
마치 누구나 마시며 호흡하고 있는
하지만 한시라도 없으면
생명을 유지할 수 없는
물과 공기와 같이
흔한 것들이 위대한 것임을
깨달아야 할 것이다
진정 위대한 것은
결코 극소수가 아니고
특이한 것들이 아님을
깨달아야 할 것이다.

51. 속담

나는 이 책에서 많은 속담들을 인용했다.

속담은 우리민족이 일만여 년의 세월을 살아오면서 깨달았던 세상의 흐름, 자연의 변화, 우주와 인간에 대한 성찰이요, 확인이요, 검증이기 때문이다. 일만여 년 동안 검증되고 확인되어 전해지는 진리가 우리 속담 말고 그 어떤 종교, 그 어떤 철학, 그 어떤 책에 있는가. 그러므로 우리 속담은 이 책에서 말하는 몸, 마음, 자연 등에 대한 구체적 표현이라고 볼 수 있다. 따라서 당신이 무엇을 하든 어떤 문제에 부딪치든 먼저 우리 속담에서 그 길을 찾아야 할 이유가 여기에 있는 것이다.

52. 풍경

세상엔 아름다운 풍경들이 너무 많다
맑은 시냇물
오색으로 피어나는 봄꽃들
연둣빛으로 뒤덮인 신록의 숲
은백색 흰 눈의 눈부심
바라보면 빨려들 듯이 밀려오는 푸르른 파도
잎사귀 하나하나에 시를 쓰고 싶은 가을날의 숲……

이처럼 아름다운 풍경이 하나 더 있다
만삭의 배를 두 손으로 소중히 받쳐 들고 걸어가는 부부
아이의 양손을 한 손씩 잡고
그네 태우듯이 겅중대며 걷는 부부
손자를 바라보며 기뻐서 어쩔 줄 모르는 할머니 할아버지
얼마나 고귀한 풍경인가.

53. 몫

몸이란
신비롭기 그지없는 것이니
이 책에 아무리 많은 것들을 써놓아도
그것이 깨달음의 전부는 아닐 것이다
나머지는 독자들의 몫이니
부디 독자들은 이 책에 있는 것보다도
더 많은 것들을 깨달아
아름답고, 건강하고, 행복한 삶을 꾸려나가기 바란다.

54. 동심

몸보기는 생각을 버리는 것이다
몸을 보면 생각은 저절로 사라진다
아가는 생각이 없다
아가는 몸을 보기 때문이다
생각이 사라지면 순수한 마음만 남는다
순수한 마음 이것이 동심이다
그러므로 생각을 버리면 누구나 동심을 얻는다

넘치는 생명력
해맑은 웃음
순진무구한 마음
우리가 잃어버린 것이 이것이 아니던가
우리가 돌아가야 할 곳이 여기가 아니던가.

제9장

기 체험 사례

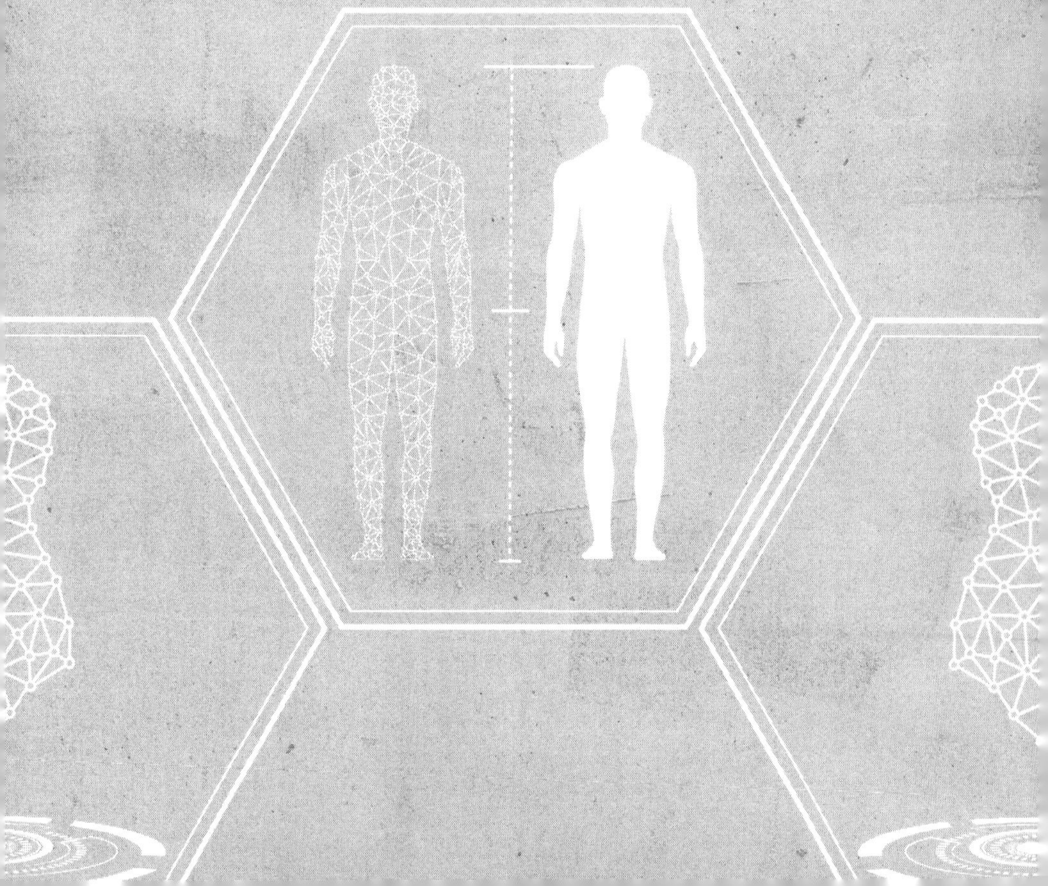

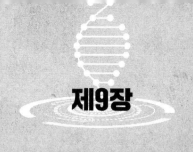

브루노

하늘이 돈다고
외쳤을 때

돌지 않는 사람들이
당신을 꽁꽁 묶었지

세상은 돌고 돈다고
소리쳤을 때

돌지 않는 사람들이
재갈을 물렸지

산채로 그렇게
불에 던져졌지

하지만 시뻘건 불이
태운 건
밧줄과 재갈뿐

당신은 오늘도
세상을 돌린다.

*조르다노 브루노: 지동설을 주장하다 종교재판에 기소되어 입에 재갈을 물려 산 채로 화형당했다.

1. 기 수련 시의 마음 자세

사람들은 기라고 하면 무슨 대단한 신통력의 상징으로 여기는 경향이 있다. 하지만 기는 종교적인 기적 같은 것과는 거리가 멀다. 따라서 즉석에서 아팠던 사람이 낫지도, 즉석에서 상처가 치유되지도 않고 만병통치도 아니니다. 물론 기라는 것이 매우 신비한 존재이므로 환자가 몸에서 기를 느끼면 병이 호전될 수도 있을 것이다. 하지만 기라는 것은 스스로의 수련에 의해 스스로가 깨우쳐서 느껴야지, 남에게 의지해서 기를 느끼는 것은 자연스러운 삶, 최선의 삶, 깨달음의 삶, 주체적인 삶이 아니니다. 그러므로 기로 남의 병을 고쳐 준다거나 하는 행위는 이 책에서 추구하는 깨달음과는 거리가 멀다. 깨달음이란 스스로 난관을 극복해서만이 얻을 수 있는 지혜이기 때문이다. 사람은 누구나 무한한 가능성을 가지고 있다. 다만 스스로의 위대함을 모르기 때문에 남에게 의지하는 것이다.

병은 스스로 극복하는 것이 자연의 이치다. 병에 걸릴 때마다 신을 찾고, 의사를 찾고, 초능력자를 찾는 것은 자연의 질서에 따르는 삶이 아니니다. 스스로가 삶의 주체가 되지 못하고 남에게 끌려다니듯 사는 삶에 대체 무슨 행복이 있을 수 있는가. 또 언제까지 이렇게 불안한 의타적인 삶을 살 것인가.

그러므로 이 책을 읽고 수련해서 남을 지도할 정도의 수준에 이른 사람들은 다음에 열거하는 조언들을 주의 깊게 받아들여야 할 것이다. 남을 지도 할 때는 기가 실제로 존재한다는 것을 보여주어서 수련자가 수련 의욕을 한껏 높일 수 있는 방향으로 유도해야 할 것이다. 그렇지 않고 자기를 무슨 대단한 초능력자나 신의 대행자와 같은 존재로 부각시키려한다면 자연의 이치에서 크게 벗어나는 행위이므로 자기 자신은 물론 수련자를 더욱더 의타적인 삶으로 밀어 넣는 행위임을 깨달아야 할 것이다.

그러므로 필자는 이 장에서 기라는 것이 실제로 존재하며 또 그 기가 사람에 따라 얼마나 다양하게 작용하는가를 보여줌으로써 이 책을 읽는 독자들이 강한 수련 욕구를 갖고 스스로 난관을 극복할 수 있기를 바라는 마음에서 기 체험 사례를 소개하는 것이다.

2. 기 체험 사례

1) 김상수(1956년생·남)

김 씨는 몸이 약해서 기에 관심이 많았다. 책을 사서 혼자 수련도 해 보았지만 기를 느껴보지는 못했다고 했다. 김 씨는 필자의 설명에 따라 수련 몇 분 후 느낌을 물으니 머리 위 한 지점에 구멍이 생긴 것 같고 그곳으로 어떤 기운이 물밀듯이 몸으로 들어온다고 했다. 김 씨는 이 책이 나오기 전이라 나와 같이 수련했지만 이제 이 책이 출간되면 누구나 혼자서 기 수련을 할 수 있을 것이다.

2) 신소미(1970년생·여)

신 씨는 유명한 기 수련원에서 약 1년간 수련을 했는데 기를 전혀 느껴보지 못했다고 했다. 나와 수련 후 느낌을 물으니 기가 손바닥 가운데로 들어와서 팔을 타고 계속 몸으로 들어온다고 했다. 신 씨는 위장이 나쁘다고 했다. 나는 신 씨에게 팔을 타고 올라오는 기를 가슴을 거쳐 배에 모아보라고 했다. 조금 후 느낌을 물으니 배에 기운이 가득 찬 것을 뚜렷이 느낄 수 있다고 했다. 그리고 몸이 매우 편안해지는 것 같다고 했다.

3) 이도성(1960년생·남)

이 씨는 신장이 나빠서 기에 관심을 갖게 되었다고 했다. 나는 이 씨에게 숫구멍 여는 법을 간략히 알려 주었다. 약 3~4분 수련 후 느낌을 물으니 기가 발바닥을 통해 몸으로 올라온다고 했다. 그 후에도 약 10여 분간 그 상태가 지속되었다며 매우 신기해했다.

4) 조근호(1942년생·남)

조 씨는 위장이 좋지 않아서 누워 있었다. 나는 조 씨에게 눈을 감고 자기 배를 속이 텅 빈 공으로 여기고 배꼽을 응시하라고 했다. 조금 후 느낌을 물으니 배꼽으로 어떤 기운이 들어와 배에 가득 모인다고 했다. 조 씨는 곧 깊은 잠에 빠져들었다. 조 씨는 자기도 모르게 몸보기를 한 것이다. 몸을 보면 생각이 사라진다. 생각은 몸을 억압한다. 생각은 깊은 잠을 방해한다. 생각이 사라지면 우리 몸은 해방된다. 이러한 상황이 반복된다면 그때 우리 몸은 잃었던 균형을 되찾게 될 것이다.

5) 오선근(1959년생·남)

오 씨는 특별히 아픈 데가 없지만 기에 관심이 많았다. 나는 오 씨를 바닥에 앉게 한 후 수련을 지도했다. 그리고 조금 있으니 오 씨의 상체가 바람에 흔들리는 나무처럼 좌우로 흔들렸다. 내가 왜 그러냐고 물으니 어떤 기운이 자기 몸을 감싸면서 자기를 이리저리 움직이게 한다고 했다.

6) 배오경(1973년생·여)

배 씨는 불면증이 있다고 했다. 나와 수련한 지 몇 분 후 느낌을 물으니 온몸을 어떤 기운이 파도치듯 휘감았다가 물러났다가 하는 느낌이 반복된다고 했다. 머리 위에는 어떤 느낌이냐고 하니 숫구멍 근처에 동전만 한 구멍이 뚫린 것 같고 그 구멍으로 어떤 기운이 폭포처럼 쏟아져 들어오는 것 같다고 했다. 배 씨는 참으로 놀라운 기 감각을 가진 사람이었다. 기 감각도 감각이므로 예능처럼 선천적으로 타고나는 면도 있을 것이다.

7) 이성금(1969년생·남)

이 씨는 불면증이 있다고 했다. 나와 수련 중에 조금 있으니 이 씨가 오른손을 통해 어떤 짜릿한 기운이 팔을 타고 간 쪽으로 모여든다고 했다. 기 수련 시에 이 씨의 몸에서 심한 담배 냄새가 났다. 나는 이 씨에게 담배를 끊지 않으면 불면증은 완전히 사라지지 않을 것이라고 말해 주었다. 기에 어떤 힘이 있더라도 금연보다 강하진 못할 것이다.

8) 신장헌(1971년생·남)

신 씨는 처음에는 전혀 기를 느끼지 못했다. 두 번째 만남에서는 조금 느낀다고 했고 세 번째 수련시에 느낌을 물으니 자기가 마치 폭포 밑에 앉아 있는 것처럼 머리 위에서 어떤 기운이 마구 쏟아져 들어오는 느낌이라고 했다. 그리고 그 기운이 온몸으로 들어와 자기 몸이 마치 축구공처럼 빵빵해진 느낌이라고 했다.

숫구멍은 대개 쉽게 열리지만 여러 번 수련에도 숫구멍에서 전혀 기를 느끼지 못하는 사람도 있다. 하지만 반드시 열린다. 왜냐하면 누구나 숫구멍이 있었기 때문이다. 그러므로 혼자서 수련할 때 기를 잘 느끼지 못하는 사람들은 이러한 이치를 알고 좀 더 끈기를 갖고 수련해야 할 것이다.

9) 전남수(1966년생·남)

전 씨는 늘 선잠을 잔다고 했다. 나는 전 씨를 눕혀놓고 수련을 지도했다. 조금 후 느낌을 물으니 자기가 공중에 붕 떠 있는 느낌이라고 했다. 그리고 얼마 후에 전 씨는 깊은 잠에 빠져들었다. 한잠을 푹 자고 나더니 참으로 머리가 개운해졌다고 했다. 전 씨는 자기도 모르게 몸보기를 한 것이다. 몸을 보면 생각이 즉시 사라진다. 생각은 깊은 잠을 방해한다.

10) 신배호(1967년생·남)

신 씨는 꼭 한 번 기를 몸으로 체험해 보고 싶다며 나를 찾아왔다. 나와 수련 몇 분 후에 신 씨의 몸이 꽈배기처럼 꼬이며 좌우로 흔들렸다. 내가 왜 그러냐고 물으니 어떤 기운이 자기를 그렇게 만든다고 했다.

11) 이정영(1969년생·여)

이 씨는 기가 정말 존재하는가에 대해 강한 의문을 갖고 있었다. 수련 몇 분 후에 이 씨는 손과 발에서부터 시원한 기운이 몸으로 서서히 들어온다며 매우 신기했다. 기는 사람에 따라서 나타나는 현상이 참으로 다양하다. 늘 기를 느끼며 살지만 기란 참으로 신비한 존재가 아닐 수 없다.

12) 김유진(1980년생·남)

김 씨는 기가 마치 자석의 자장처럼 느껴지며 그 기운이 팔을 타고 올라오며 전신을 감싼다고 했다. 그리고 숫구멍에도 한 줄기 물줄기와 같은 기운이 머리 쪽에서 몸 쪽으로 내려온다고 했다.

13) 하민선(1990년생·여)

하 양은 숫구멍 위에서 구슬 같은 게 몸으로 들어온다고 했다. 나는 그 구슬을 움직일 수 있으면 움직여 보라고 했다. 하 양은 그 구슬을 몸 여기저기로 돌렸다고 했다. 참으로 신비로운 우리 몸이다.

14) 기성호(1967년생·남)

기 씨는 나와 수련 중에 느낌을 말해 보라고 하니 몸에서 무언가가 자꾸 이마 한가운데를 통해 밖으로 나가는 느낌이 든다고 했다. 참으로 기를 느끼는 반응은 다양하다.

15) 조성화(1964년생·남)

조 씨는 수련 중 느낌을 물으니 오른손바닥 가운데에 작은 탁구공만 한 뜨거운 기운 덩어리가 머물러 있는 듯한 느낌이 든다고 했다. 왜 이러한 현상이 일어나는지 나 역시 정확히 알 수가 없다. 하지만 분명한 것은 우리 몸은 서로 밀접하게 연결되어 있다는 사실이다. 조 씨는 내 앞에서 혼자 반시간 동안 오른손으로 뜨거운 기운이 계속 들어오는 것을 확인하고 돌아갔다. 나는 손바닥 한가운데 우리 눈에는 보이지 않지만 기가 들어오는 구멍이 있으니 시간 날 때마다 그곳을 응시하며 감각을 키워보라고 일러주었다.

16) 박선숙(1967년생·여)

박 씨는 건강에 관심이 많았다. 박 씨는 기 수련을 하자마자 온몸이 더워진다고 했다. 그리고 약 2~3분 후 자기 몸이 공중에 떠 있는 느낌이라며 매우 놀라워했다.

17) 한동성(1969년생·남)

한 씨는 기에 관심이 많았지만 기를 느껴보지 못했다고 했다. 나는 한 씨에게 간단하게 숫구멍 여는 법에 대해 알려 주었다. 이틀 후 한 씨는 내게 숫구멍 근처에서 무언가가 강하게 내리누르는 듯한 감각이 전해지는데 그 느낌이 매우 좋다고 했다. 나는 매일 그렇게 수련을 해 보면 점점 그 느낌이 강해지고 그 느낌이 온몸으로 퍼져갈 것이라고 말해 주었다.

18) 이종문(1969년생·남)

이 씨는 늘 피로하다고 했다. 이 씨는 기에 대한 얘기를 하자 매우 의심스럽게 생각했다. 나와 수련하고 5분 후 이 씨의 몸은 좌우로 흔들리기 시작했다. 동시에 이 씨의 배가 들어갔다, 나왔다 하며 마구 움직였다. 나중에 이 씨에게 물으니 자기의 의지와는 전혀 상관없이 어떤 기운에 의해 몸과 내장을 마구 움직였다고 했다. 우리 몸은 머리끝에서 발끝까지 연결되어 있다. 핏줄로, 신경으로, 그리고 우리의 생각으로 알 수 없는 그 무엇으로 연결되어 있다.

19) 안호선(1967년생·남)

안 씨는 수지침을 놓는다고 했다. 나는 손바닥에 침을 놓으라고 했다. 나와 수련 후 잠시 뒤 침을 통해 짜릿한 강한 전기 같은 것이 손으로 흘러 들어온다고 했다. 한의사들이 기 수련을 할 수 있다면 여러모로 활용 가치가 높을 것이다.

20) 심도성(1969년생·남)

심 씨는 기를 강하게 부정했다. 그 후로 나와 수련 몇 번을 했는데 언제부턴가 나와 수련하면 자기 몸에서 기가 더 느껴진다고 했다. 심 씨는 눈을 감고 이마 부근을 응시하면 이마 한가운데서 파란 빛줄기가 들어온다고 했다. 놀라운 기 감각을 가졌다.

21) 고진화(1959년생·여)

고 씨는 30여 년간 종교에 심취한 사람이다. 자기가 믿는 신을 생각하며 기도할 때 머리 위에서 어떤 기운이 느껴진다고 했다. 하지만 기라는 것은 존재하지 않는다고 여겼다. 나와 수련하고 몇 분 만에 고 씨의 몸이 진동을 했다. 고 씨는 자기가 간절히 믿는 신을 생각하며 기도할 때보다 몇 배 강한 기운이 머리에 느껴진다고 했다. 기란 신과 아무 관련이 없다. 기란 공기처럼 특별한 장소에 관계없이 허공 어디에나 무한히 존재하는 것이다. 나는 종교에 심취하는 것은 어쩔 수 없지만 고개 숙이고 기도할 때 목 디스크를 조심하라고 일러줬다. 또 절을 자주 하는 것은 나이가 든 사람에게는 무릎 관절에 매우 나쁘다는 것을 밝혀둔다. 자연스럽지 않은 것은 반드시 대가를 얻게 된다.

22) 돌

십여 년 전 어느 책방에 들어간 적이 있었다. 그 책방은 책뿐만이 아니라 기와 관계가 있는 여러 가지 물건들도 함께 팔고 있었다. 그런데 그 책방에서 어떤 사람이 안테나처럼 생긴 수맥 탐사봉을 들고 한자가 잔뜩 쓰인 비석 같은 돌을 향해 다가갔다, 멀어졌다 하는 행동을 반복하고 있었다. 그 사람이 비석 같은 돌에 가까이 가면 나란히 들고 있던 수맥 탐사봉이 X자로 꼬이고, 그 돌에서 멀어지면 수맥 탐사봉이 다시 일자로 평행해지는 것이었다. 점원에게 왜 저런 현상이 일어나느냐고 물으니, 그 돌엔 어떤 기공사가 기를 넣어서 계속 기가 방출되기 때문이라고 하였다. 나는 그 돌을 한동안 바라보았다. 그러자 그 사람이 아무리 가깝게 다가가도 수맥 탐사봉은 조금도 움직이지 않았다. 나의 눈에서 기가 나간 것인지, 그 사람의 심리 변화 때문인지는 나도 모른다.

어떤 물질에서 기가 나온다는 주장이 전혀 터무니없는 말은 아닐 것이다. 하지만 돌에서 기가 나오고, 옥에서 기가 나오고, 부적이나 그림이나 그 어떤 물질에서 기가 나온다고 해도 살아 있는 생명체인 사람에게서 나오는 기만은 못할 것이다. 기라는 것이 신비하다 보니 이런 것들을 이용해서 기가 나온다는 물건들을 비싸게 파는 사람들이 있는데 부질없는 짓이다. 기를 느끼기 가장 쉬운 길은 바로 자신의 몸에 있다. 위대하고, 아름답고, 신비로운 몸에 모든 길과 진리가 있는 것이다.

수맥이나 풍수나 사주나 관상, 역학 따위도 마찬가지다. 그런 것들이 사람에게 어떤 영향을 미친다 해도 일단은 그런 것들에 연연하기보다는 먼저 자신의 삶을 돌아보는 것이 선행돼야 할 것이다. 건강을 위해 나쁜 짓들을 하고 있지는 않는지, 성실한 삶을 위해 노력하고 있는지를 돌아보고 그래도 무언가 잘 풀리지 않는 것이 있다면 그때 이러한 것들을 점검해 보아도 늦지 않을 것이다. 하지만 자신의 삶은 돌아보려 하지 않고 이러한 것들에만 연연한다면 이것 역시 초능력자나 신에 의지하려는 나약함과 조금도 다르지 않을 것이다.

지금까지의 기 체험 사례를 통해서, 우리 몸이 기를 느꼈을 때 얼마나 경이롭고, 신비롭고, 기이한 현상이 일어날 수 있는가에 대해서, 또 기라는 것이 얼마나 다양한 유형으로 우리 몸에 나타나는가에 대해서도 충분한 인식이 되었을 것이다. 여기에 여러 사람의 기 체험 사례를 소개한 이유는 기가 실제로 존재한다는 것을 증명하기 위함이며 또한 그 실제의 기가 어떻게 다양하게 여러 사람에게 비춰지는 가를 증명하기 위함이다. 그리하여 이 책을 읽는 독자들로 하여금 기의 존재를 확신하고 깨달아 기존의 호흡위주의 기 수련법과 정신 집중 위주의 명상법의 한계를 뛰어넘어 보다 자유롭게 수련에 임하길 바라는 마음에서 기 체험 사례를 열거한 것이다. 필자가 위의 예를 든 사람들에게 '몸보기'를 말하고 설명하고 기 수련법을 전달하는 데 한계가 있었지만, 이제 위에 소개한 사람들뿐 아니라, 누구든지 이 책만으로도 충분히 기를 체험할 수 있고, 얼마든지 필자 이상의 능력을 소유할 수 있고, 또 위에 소개한 기 체험과는 전혀 다른 기의 세계를 체득할 수도 있을 것이다. 여기에 소개한 사람들의 이름은 가명이지만 기 수련 과정에서 일어나 현상들은 모두 사실임을 밝혀둔다. 물론 필자가 아무리 기를 느끼게 해주려 해도 느끼지 못하는 사람도 있었다. 반대로 필자도 놀랄 만큼 특이한 현상이 일어난 일도 있었지만 그런 사례들은 독자들에게 혼란을 줄 것 같아 소개하지 않았음을 밝혀둔다.

맺음말

문명은 수억만 년을 지나온 자연에 비해 갑자기 너무 발달했다. 이제 사람들은 문명이 없는 생활을 상상조차 할 수 없게 되었다. 또 많은 사람들은 문명의 발달은 필연이라고 하기도 한다. 그래서 문명은 참으로 완벽하고, 절대적인 것이라는 착각 속에서 살고 있다. 하지만 문명이 점점 더 발달해서 비록 죽은 사람을 살릴 수 있고, 우주를 여행하게 되며, 상상을 초월하는 기상천외한 일들이 일어난다 해도 진정한 건강과 행복은 결코 그 속에 없다. 진정한 건강과 행복은 몸과 마음을 따르는 '몸보기' 삶을 떠나서는 어디에서도 찾을 수가 없을 것이다.

아가를 통해서 우리는 몸의 위대함을 깨달았다. 아름답고, 신비로우며, 사랑스러운 몸을 알게 되었다. 그렇다. 우리의 생명은 바로 이 몸에 담겨 있는 것이다. 우리의 생명은 이 몸을 떠나서는 결코 존재할 수가 없는 것이다. 따라서 몸에 역행하는 언행을 하고, 몸에 역행하는 삶을 산다는 것은 모순이요, 앞뒤가 맞지 않는 것이요. 일관성이 없는 것이요, 이율배반적이요, 어리석음이요, 오해요, 착각이 아닐 수 없는 것이다. 내가 이 책에서 많은 위인들의 언행을 지적한 것은 그들의 언행이 몸과 마음에 어긋났음을 말한 것이지, 결코 이것은 옳고 저것은 그르다는 식의 상대적인 주장과는 그 성격이 다른 것이다.

글을 다 쓰고 나니 마치 마구 엉켜있던 실타래를 푼 것 같은 느낌이다. 나름대로는 잘 풀어 보려고 많은 애를 썼다. 하지만 혹시라도 잘 풀리지 않은 매듭이 있다면 그것은 독자 여러분들이 슬기롭게 풀어 주길 당부한다.

밖에서 아이들이 뛰어노는 소리가 들려온다. 그 소리가 빗소리 같고, 시냇물 소리 같고, 새소리 같고, 바람 소리 같다.

놀이터

놀이터는 아이들에게
언제나 즐겁다

때로 심심한 어른들이
그네도 타 보고
철봉에 매달려도 보지만
금세 그만 둔다

때로 어른들이
같이 놀아 줄 때도 있지만
금세 지루해하며
집으로 돌아간다

놀이터는 아이들에게
언제나 즐겁다

병뚜껑 몇 개와
나뭇잎 몇 장만으로도
엄마 되고 아빠 되어
해 지는 줄 모른다

넘어지고 자빠져도
금세 다시 일어나고
다투고 울다가도
금세 다시 뒹굴고 논다

넓지도 않고
놀 것도 몇 개 없는데
뭐가 그리 재미있을까

나무들은
동물들은
놀이터의 아이들 같다

나무는 언제나
그 자리에 서 있어도
뭐가 그리 좋은지
매년
맛있는 열매와
빛나는 잎사귀와
향기로운 꽃을 피우고

송사리는 개울에서
쉬지 않고 뛰어놀고
다람쥐는 온종일
나무에서 뛰어논다

놀이터의 아이들이
나무 같다
송사리 같다
다람쥐 같다.

끝으로 이 책이 나오길 기다리는 많은 분들에게 책이 늦게 나온 점 깊이 사과드리며, 책이 나오기까지 힘써 주신 모든 분들께도 심심한 감사를 드린다.